中草药识别与应用丛书

肝炎病中草药识别与应用

黄燮才　主编

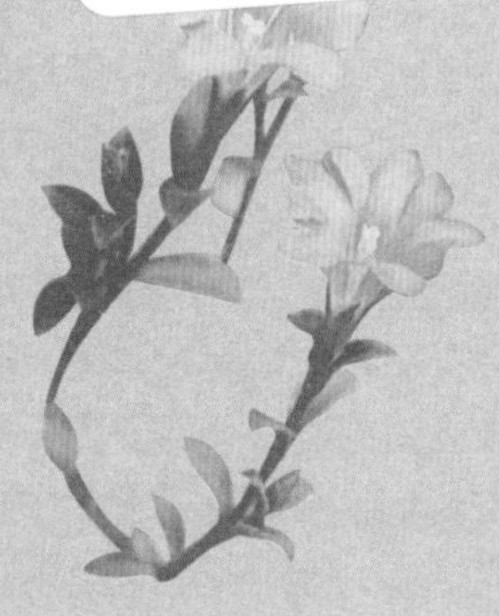

广西科学技术出版社

图书在版编目（CIP）数据

肝炎病中草药识别与应用 / 黄燮才主编. —南宁：广西科学技术出版社，2017.12（2024.4重印）

（中草药识别与应用丛书）

ISBN 978-7-5551-0726-2

Ⅰ. ①肝… Ⅱ. ①黄… Ⅲ. ①肝炎－中药疗法②中草药－基本知识 Ⅳ. ①R256.4②R282

中国版本图书馆CIP数据核字（2016）第314952号

肝炎病中草药识别与应用

GANYANBING ZHONGCAOYAO SHIBIE YU YINGYONG

黄燮才　主　编

策　　划：罗煜涛　陈勇辉

责任编辑：李　媛　　　　责任校对：袁　虹

封面设计：苏　畅　　　　责任印制：韦文印

出 版 人：卢培钊　　　　出版发行：广西科学技术出版社

社　　址：广西南宁市东葛路66号　　　　邮政编码：530023

网　　址：http://www.gxkjs.com

印　　刷：北京兰星球彩色印刷有限公司

开　　本：890 mm × 1240 mm　1/32

字　　数：140千字　　　　印　　张：4.875

版　　次：2017年12月第 1 版　　　　印　　次：2024年4月第 2 次印刷

书　　号：ISBN 978-7-5551-0726-2

定　　价：78.00 元

《肝炎病中草药识别与应用》

编委会

主　　编： 黄燮才

编 著 者： 黄燮才　黄贤忠　李宁汉　黄镇才　林云仙　陆　晖
黄汜臣　陆佩静　黄超才　黎文珍　袁　玮　韦家福
彭治章　黄　榆　黄　霞　刘玉琇　黄梡林　刘启文
邬家林　吴光弟　严仲铠　张效杰　杨松年　黄钰淇
刘红武　李延辉　郑汉臣　高士贤　刘雪琼　仇良栋
周小鸣

◆前　言◆

肝炎病是世界性的传染病，也是常见病和多发病，对人类健康威胁很大，近年来发病率有增高趋势。中国是肝炎病的高发区。

肝炎病，中医称黄疸。“黄疸”一词最早见于《黄帝内经》，如《素问·平人气象论》中指出，“溺黄赤安卧者，黄疸”，“目黄者，曰黄疸”。黄疸以目黄、身黄、小便黄为主要症状，其中尤以目黄为确定本病的重要依据。黄疸与现代医学的病毒性肝炎、肝硬变等都是指巩膜黄染的一类疾患。

中国人民在几千年来使用中草药与肝炎病做斗争中积累了丰富的经验。实践证明，中草药治肝炎病有较好的疗效，历来深受群众喜爱。同时，由于中草药具有药物易找、使用简便和花钱少等优点，仍然有许多人应用中草药治疗肝炎病。为了继承和发掘中国医药学遗产，使中草药在防治肝炎病方面能更好地为人类健康服务，我们本着安全、有效、简便、经济和药物易找的原则，选择了民间常用而且疗效较好的中草药，结合临床经验，并参考有关文献资料，编著成这本《肝炎病中草药识别与应用》。

本书既适合基层医生和中草药爱好者参考使用，也可供从事肝炎病研究和资源开发者参考。希望本书的出版能在普及中草药科学知识、搞好城乡医疗保健、保障人民健康、开发利用中草药防治肝炎病等方面提供可靠依据。

当前，“保护自然资源，保持生态平衡，就是保护人类自己”的观点已成为越来越多的国家和人民的共识。因此，希望在开发利用中草药时要注意生态平衡，保护野生资源和物种。对疗效佳、用量大的野生中草药，应逐步引种栽培，建立生产基地，建立资源保护区，有计划地轮采，使我国有限的中草药资源能不断延续，更好地为人类造福。

由于编者的水平有限和客观条件的限制，书中难免存在不足之处，欢迎读者提出宝贵意见。

黄燮才

2016年10月

◆编写说明◆

1. 品种：本书收载治疗肝炎病临床常用中草药100种。每种按名称（别名）、来源、形态、生境分布、采收加工、性味功效、用量、禁忌、验方等项编写。目录的编排按中草药名称的第一个字的笔画多少为顺序。

2. 图片：每种中草药均有形态逼真的彩色图片。除小型草本拍摄全株外，木本、藤本和大型草本只拍摄有代表性的局部，用局部的枝叶、花或果来表现全体，因此在看图时，应对照形态项的描述，通过图文对照，提高识别能力。少数中草药还配有药材彩色图片。

3. 名称：中药原则上采用《中华人民共和国药典》、部颁标准或省（自治区）地方标准所用的名称，草药一般采用多数地区常用名称，以求药名逐步统一。

4. 学名：每种中草药在来源项中只选择1个符合国际命名法规的学名（拉丁学名）。

5. 验方：中西医病名均予采用，所列使用分量可供参考，使用时可根据药物性能和患者体质强弱、病情轻重、年龄大小、发病季节、所处地域等具体情况进行加减，做到辨证论治。凡不明症状或病情严重的，应及时请医生诊治，以免贻误病情。对有毒药物，用量尤须慎重，以免发生不良作用。

水煎服：指用清水浸过药面约2 cm煎药，煎好后滤出药液再加清水过药面复煎，2次药液混合作为1日量，分2～3次服用；病情紧急的，则1次顿服。煎药容器以砂锅为好，忌用铁器。

先煎：矿物类、介壳类（如龟板等）应打碎先煎，煮沸约10分钟后，再下其他药同煎。

后下：气味芳香的药物（如薄荷、砂仁等）宜在一般药即将煎好时下，再煎4～5分钟即可。

布包煎：为了防止煎药后药液浑浊及减少对消化道及咽喉的不良刺激，有些药物（如灶心土、旋覆花等）要用纱布包好再放入锅内煎煮；或先煎去渣，然后再放入其他药同煎。

另炖或另煎：某些贵重药物（如人参、鹿茸等），为了尽量保存有效成分，以免同煎时被其他药物吸收，可另炖或另煎，即将药物切成小片，放在加盖盅内，隔水炖1～2小时。

另焗：含有挥发油，容易出味，用量又少的药物（如肉桂等），可用沸开水半杯或用煎好的药液趁热浸泡并加盖。

冲服：散（粉）剂、小丸、自然汁及某些药物（如三七末、麝香、竹沥、姜汁、蜜糖、白糖或红糖）等，需要冲服。

烊化（溶化）：胶质、黏性大且易溶的药物（如阿胶、鹿胶、龟胶、饴糖等）与其他药物同煎，则易粘锅煮焦，或黏附于其他药物，影响药物有效成分溶解。用时应在其他药物煎好后，放入去渣的药液中微煮或趁热搅拌，使之溶解。

烧存性（煅存性）：将药物加热至焦化呈黑褐色，中心部分尚存留一点深黄色叫做“存性”，千万不能将药物烧成白灰，以致失去药效。

6. 计量：形态项的长度按公制用m（米）、cm（厘米）和mm（毫米）。验方中的重量换算如下：1斤（16两）=500克，1两=30克，1钱=3克。液体按1斤=500毫升。验方的用量，除儿科疾病外，均按成人量，儿童用时应酌减，一般用量如下：1～2岁用成人量的1/5，2～3岁用成人量的1/4，4～7岁用成人量的1/3，8～12岁用成人量的1/2。凡药名前冠有“鲜”字的，是指新鲜的药物，其他均为干燥药，如改为鲜药，一般用量可加倍。外用量可根据药物性能和病情等的不同情况灵活决定。

◆肝炎病简介◆

肝炎病是由肝炎病毒（Hepatitis Viruses, HV）引起的急性传染病，也称病毒性肝炎（Viral Hepatitis, VH）。肝炎病毒抵抗力很强，主要在肝炎患者消化道里。肝炎病毒随着患者的大便排出，通过手、水、苍蝇等污染的食物传染给抵抗力差的人而发病。本病有急有缓，开始像感冒，有些发烧，周身乏力，食欲减退，特别怕吃油腻的食物，恶心、呕吐，右上腹和腰部有程度轻重不同的胀痛和不适，肝可能肿大，质软有压痛，脾脏也可能肿大。几天后开始出现小便黄（小便呈茶黄色）、目黄（巩膜发黄）和身黄（皮肤发黄），即出现黄疸，其中尤以目黄为确定本病的重要依据。此时患者可能还有皮肤发痒，肝肿大和触痛，较黄疸前期更为明显。这一类型叫作急性黄疸型肝炎，多属实证。如果仅有以上所列症状而没有黄疸出现，小便时清时浊，叫作急性无黄疸型肝炎，多属阴虚证。大部分患者经过治疗可痊愈。但有些患者因某种原因变成慢性，症状是肝区常有闷痛或肝肿大，不想吃饭，全身不适、无力，大便不正常。也有些患者肝硬变腹水，这是严重肝损害的标志。

急性黄疸型肝炎患者应当隔离，食具要很好地煮沸消毒，防止传染。

◆目　录◆

一　画

二　画

三　画

四　画

五　画

六　画

七　画

八 画

九 画

十 画

十一　画

十二　画

十三　画

十四　画

十五　画

十六　画

一枝黄花

▶**来源**　菊科植物一枝黄花 *Solidago decurrens* Lour. 的全草。

▶**形态**　多年生直立草本。根须状，黄褐色。嫩茎无毛，有时略带红褐色。单叶互生；叶片质地较厚，椭圆形、长椭圆形或卵形，长2～5 cm，宽1～5 cm，仅中部以上边缘有细锯齿或全缘，两面有短柔毛或下面无毛。花黄色；头状花序较小，直径6～8 mm，长6～8 mm，排成总状花序或伞房圆锥花序，顶生；总苞片披针形，顶端渐尖；边缘为舌状花，舌片1层，长约6 mm；中央为管状花；雄蕊5枚，花药合生。瘦果圆柱形，无毛。冠毛多数，白色。花期9～10月，果期10～11月。

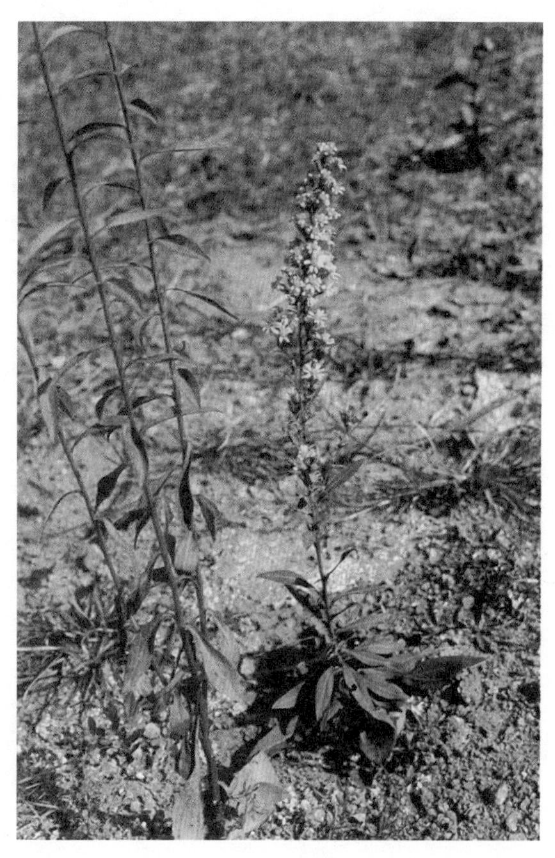

▶**生境分布**　生于山野草丛中、林边、路边、草坡上。分布于我国陕西、浙江、江苏、江西、安徽、湖北、湖南、福

建、台湾、广东、广西、海南、四川、贵州、云南等省（区）；亚洲各地也有分布。

▶**采收加工** 秋季花果期采收，除去泥沙，晒干。用时洗净，切段。

▶**性味功效** 微苦、辛，平；有小毒。清热除湿，解毒，消肿。

▶**用量** 10～15 g。

▶**验方** 1. 黄疸型肝炎：一枝黄花15 g，鸡骨草30 g。水煎服。

2. 急性黄疸型肝炎：①一枝黄花15 g，栀子10 g，锈铁钉60 g。水煎服。②一枝黄花15 g，茵陈蒿、地耳草各30 g。水煎服。便秘者加大黄6 g同煎服。③一枝黄花、雀梅藤根、叶下珠各15 g。水煎，白糖适量调服。④一枝黄花30 g。水煎，白糖适量调服。

丁癸草（二叶人字草）

▶**来源** 豆科（或蝶形花科）植物丁癸草 *Zornia gibbosa* Spanoghe. 的带根全草。

▶**形态** 一年生铺地小草本。茎无毛。指状复叶互生，小叶2片，对生于叶柄顶端；小叶片卵状长圆形、倒卵形或披针形，长0.8～2 cm，宽0.5～1 cm，基部偏斜，边缘全缘，两面均无毛，下面有褐色或黑色腺点；托叶卵状披针形，盾状着生。花黄色；总状花序腋生，长2～6 cm，每朵花由1对卵形的苞片所包藏；花萼5齿裂；花冠蝶形；雄蕊10枚，花丝合生，花药有长、短两式。荚果扁平，有2～6个荚节，通常长于苞片，表面有网纹和小刺。花期4～7月，果期7～9月。

▶**生境分布** 生于旷野草地、田边、林边。分布于我国浙江、江西、安徽、江苏、福建、台湾、湖北、湖南、广东、广西、海南、云南、四川、贵州等省（区）；印度、缅甸、尼泊尔、斯里兰卡、日本等地也有分布。

▶**采收加工** 夏、秋季采收，除净杂质，晒干。用时洗净，切段。

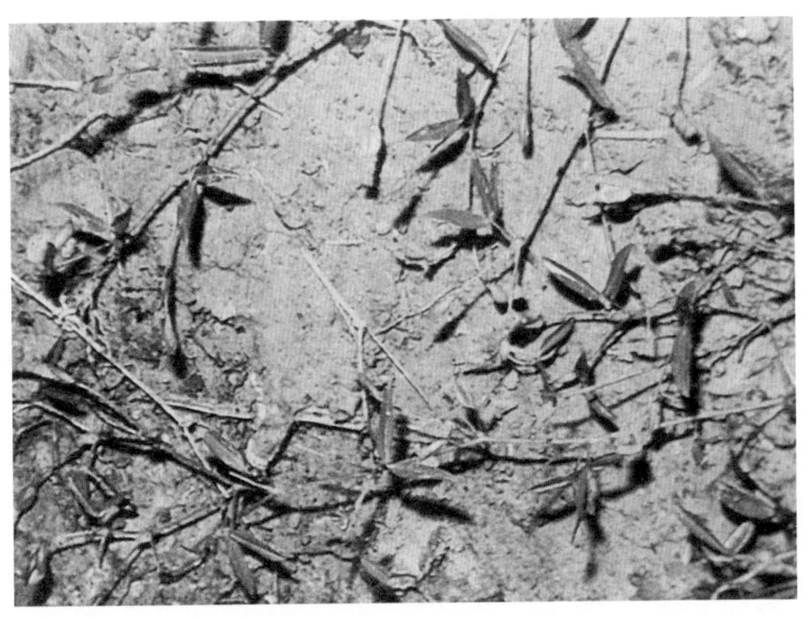

▶**性味功效** 甘、淡，凉。清肝热，凉血，解毒。

▶**用量** 10～30 g。

▶**验方** 1. 湿热黄疸：①鲜丁癸草60 g。水煎服。②丁癸草30 g，木蝴蝶树皮、栀子各10 g。水煎，冲白糖服。

2. 黄疸型肝炎：丁癸草15 g，生鱼（又称斑鳢、花鱼）1条。水煎服，每日1剂，连服3～4日。

3. 急性肝炎：丁癸草、地耳草、车前草各30 g，茵陈蒿15 g。水煎服。

三颗针根

▶**来源** 小檗科植物蚝猪刺 *Berberis julianae* Schneid. 的根。

▶**形态** 常绿灌木，高1～2 m。根皮和茎皮内面黄色。枝无毛，

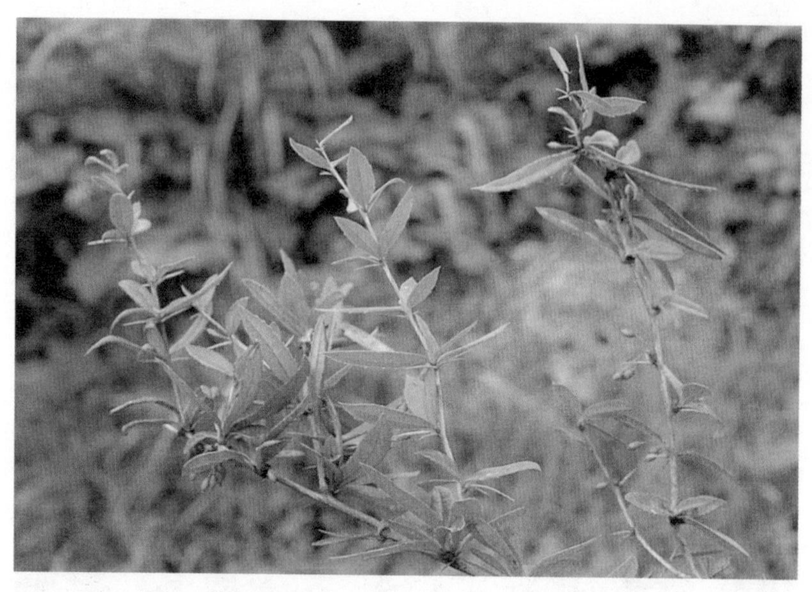

微有黑色疣状突起。刺3分叉，长2～4 cm，坚硬。单叶簇生；叶片椭圆形、披针形或倒披针形，长3～8 cm，宽1～2.5 cm，边缘有10～20枚刺状锯齿，两面均无毛；叶柄长1～4 mm，叶片与叶柄接连处有节。花黄色，多朵簇生，通常15～30朵；花梗长8～15 mm；萼片6片，花瓣状；花瓣6片，基部有2腺体；雄蕊6枚，花药瓣裂。浆果长圆形，长7～8 mm，直径3～4 mm，成熟时蓝黑色，有白粉，内有种子1粒。花、果期在夏、秋季。

▶**生境分布** 生于旷野沟边、草坡、灌木丛、山谷、疏林中。分布于四川、湖北、湖南、贵州、广西、江西等省（区）。

▶**采收加工** 全年可采收，洗净，趁鲜切片，晒干。用时洗净，切碎。

▶**性味功效** 苦、寒。清热燥湿，泻火解毒。

▶**用量** 10～15 g。

▶**验方** 1. 湿热黄疸：①三颗针根、虎杖根各15 g，车前草30 g。

水煎服。②三颗针根15 g，地耳草30 g。水煎服。③三颗针根、茵陈蒿各15 g，广金钱草30 g。水煎服。④三颗针根30 g。水煎服。

2. 黄疸型肝炎：①三颗针根、溪黄草各15 g。水煎，白糖调服。②三颗针根15 g，叶下珠、地耳草各30 g。水煎服。

三叶香茶菜（三姐妹、虫牙药）

▶**来源**　唇形科植物牛尾草 *Isodon ternifolius*（D. Don）Kudo 的根或全草。

▶**形态**　多年生草本，高0.5～1.5 m。根膨大，肉质肥厚，表面黑褐色。茎四棱形，密生灰白色绒毛。单叶3～4片轮生或对生，叶柄极短；叶片狭披针形或狭椭圆形，长2～12 cm，宽0.7～5 cm，边缘有锯齿，上面有皱纹和短柔毛，下面网脉隆起，密生灰白色绒毛。花白色或浅紫色；尖塔状圆锥花序顶生，密生灰白色绒毛；花萼具相等5齿裂；花冠2唇形，上唇4圆裂，下唇圆卵形；雄蕊4枚，内藏。坚果4

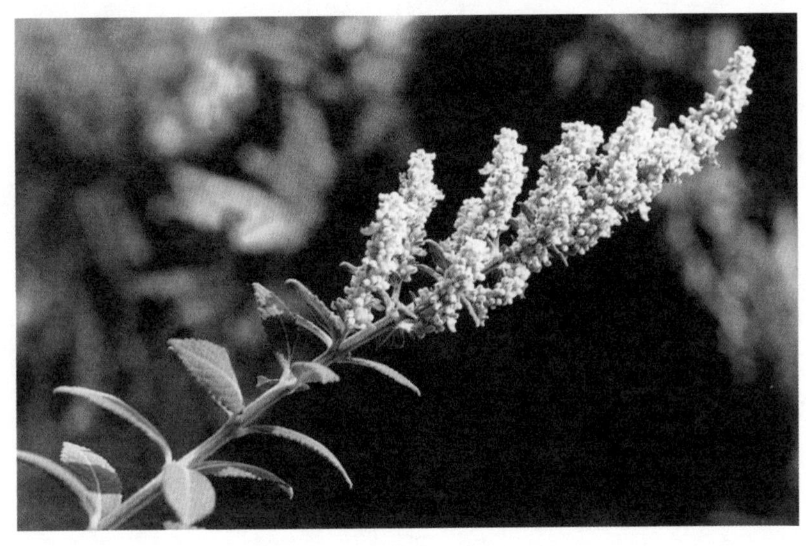

枚，卵状球形，果萼具相等的5齿，直立。花期9月至次年2月，果期12月至次年5月。

▶**生境分布** 生于空旷山坡、沟边、草丛中、疏林下。分布于我国云南、贵州、广东、广西等省（区）；越南、老挝、泰国、缅甸、尼泊尔、印度、不丹等地也有分布。

▶**采收加工** 秋、冬季采收，除去杂质，根切片，茎叶切段，分别晒干。用时洗净，切碎。

▶**性味功效** 苦、微辛，凉。清热解毒，利湿消肿。

▶**用量** 15～30 g。

▶**验方** 1. 阴虚型黄疸肝炎：三叶香茶菜30 g，金钱草（或广金钱草）、淮山、茯苓、泽泻各20 g。水煎服。

2. 急性黄疸型肝炎：①三叶香茶菜、地耳草、黄根各30 g，车前草15 g。水煎服。②三叶香茶菜、鹰不扑各30 g，茵陈篙、车前草各15 g。水煎服。

土茯苓

▶**来源** 百合科（或菝葜科）植物土茯苓 *Smilax glabra* Roxb. 的根茎。

▶**形态** 蔓生灌木，全株无毛。根状茎结节状，粗2～5 cm，暗褐色，断面淡红白色。茎无刺。单叶互生；叶片椭圆状披针形或狭椭圆状披针形，长6～12 cm，宽1～4 cm，边缘全缘，下面通常淡绿色，有时带苍白色；叶柄长5～15 mm，宽2～3 mm，有2条卷须。花绿白色，六棱状球形，直径约3 mm；伞形花序通常单个生于叶腋；总花梗宽2～3 mm，通常明显短于叶柄；花托膨大，直径2～5 mm，花被片6片；外花被片扁圆形，兜状，背面中央有纵槽；雄蕊6枚。浆果近球形，直径7～10 mm，成熟时紫黑色，有霜粉。花期7～11月，果期11

月至次年4月。

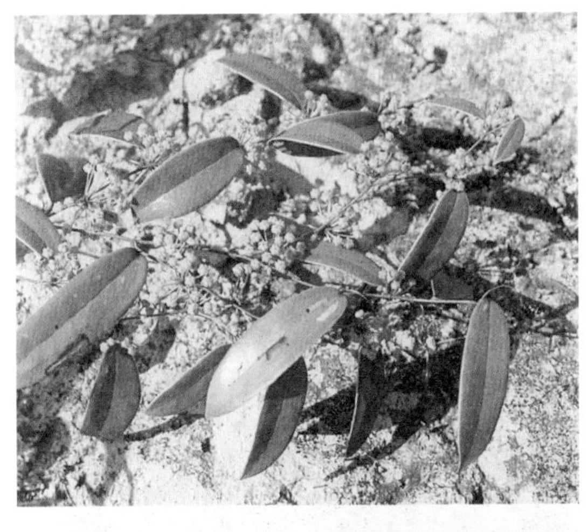

▶**生境分布** 生于山坡草地、林边、疏林下、灌木丛中。分布于我国山东、浙江、江西、江苏、河南、安徽、湖北、湖南、福建、台湾、广东、广西、海南、四川、云南、贵州等省（区）；越南、印度等地也有分布。

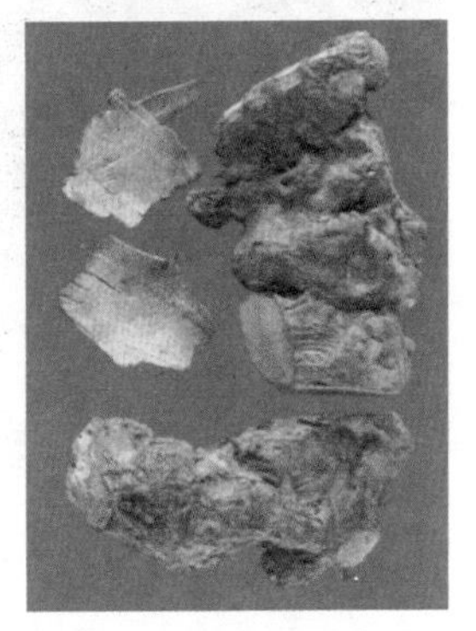

▶**采收加工** 夏、秋季采收，除去泥沙，趁鲜切片，晒干。用时洗净，切碎。

▶**性味功效** 甘、淡，平。除湿，解毒，利关节。

▶**用量** 15～60 g。

▶**验方** 黄疸型肝炎：①土茯苓、地耳草各30 g。栀子、功劳木、车前草各15 g，虎杖根10 g。水煎服。②土茯苓15 g，黄柏、七叶一枝花、黄芩、功劳木各10 g。水煎服。③土茯苓、金樱子根各60 g，半边莲、溪黄草各15 g。水煎服。④土茯苓30 g，茵陈蒿、三叶香茶菜各15 g。水煎服。

大田基黄

▶**来源** 报春花科植物星宿菜 *Lysimachia fortunei* Maxim. 的全草。

▶**形态** 多年生直立草本，全株无毛。根状茎横向生长，红褐色

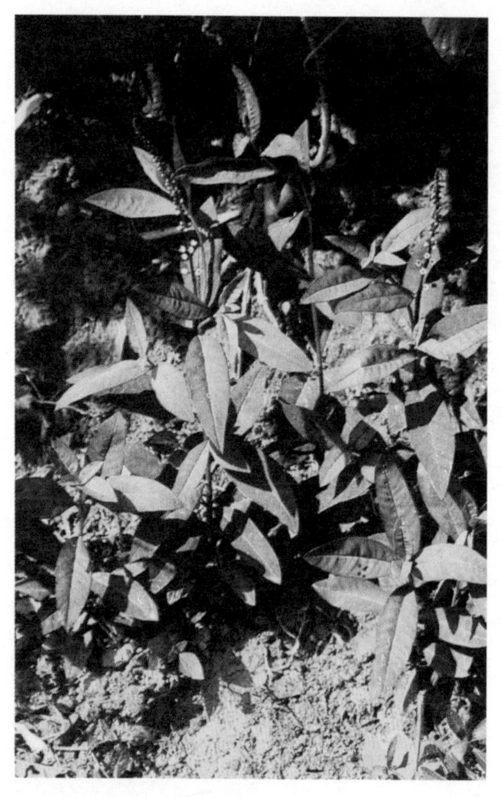

或紫红色。茎圆柱形细瘦，单一，有黑褐色腺点，基部通常紫红色。单叶互生，近于无柄；叶片长圆状披针形，长4～11 cm，宽1～2.5 cm，两面均有黑色或黑褐色腺点，干后呈颗粒状突起斑点。花白色；总状花序顶生；花萼5裂达基部，裂片先端钝，边缘有腺状毛，背面有黑色腺点；花冠长3～5 mm，5深裂，有黑色腺点；雄蕊5枚；花梗长1～3 mm。蒴果近球形，直径约2.5 mm。花期6～8月，果期8～11月。

►**生境分布** 生于耕地湿润处、沟边、田边、路边、山脚草地上。分布于我国河南、山东、江苏、浙江、江西、安徽、福建、台湾、湖北、湖南、广东、广西、海南等省（区）；越南、朝鲜、日本等地也有分布。

►**采收加工** 夏、秋季采收，洗净，晒干。用时洗净，切段。

►**性味功效** 微苦、涩，平。清热利湿，活血调经。

►**用量** 15～30 g。

►**验方** 1. 黄疸型肝炎：①大田基黄、地耳草各30 g，虎杖根、栀子根各15 g。水煎服。②大田基黄根、算盘子根、路边青根、白茅根各30 g，猪瘦肉100 g。水炖服。

2. 肝炎：①大田基黄、天胡荽各30 g。水煎服。②大田基黄60 g。

水煎加蜜糖适量调服。

3. 肝硬化：大田基黄、广金钱草各60 g。水煎服。

大金不换（紫背金牛）

▶来源 远志科植物华南远志 *Polygala glomerata* Lour. 的全草。

▶形态 一年生直立小草本，高10～30 cm。茎有疏柔毛。单叶互生，叶片椭圆形、线状长圆形或长圆状披针形，长1～6 cm，宽1～1.5 cm，顶端钝圆而有小短尖，边缘全缘，两面近无毛或有短柔毛，近叶缘处毛常较密；叶柄长1～3 mm。花白色或粉红色，长约5 mm；总状花序比叶短很多，长0.5～2 cm，腋上生；萼片5片，内面2片镰刀状，顶端短尖；花瓣3片，下部合生，两侧两片较龙骨瓣短，中间一片

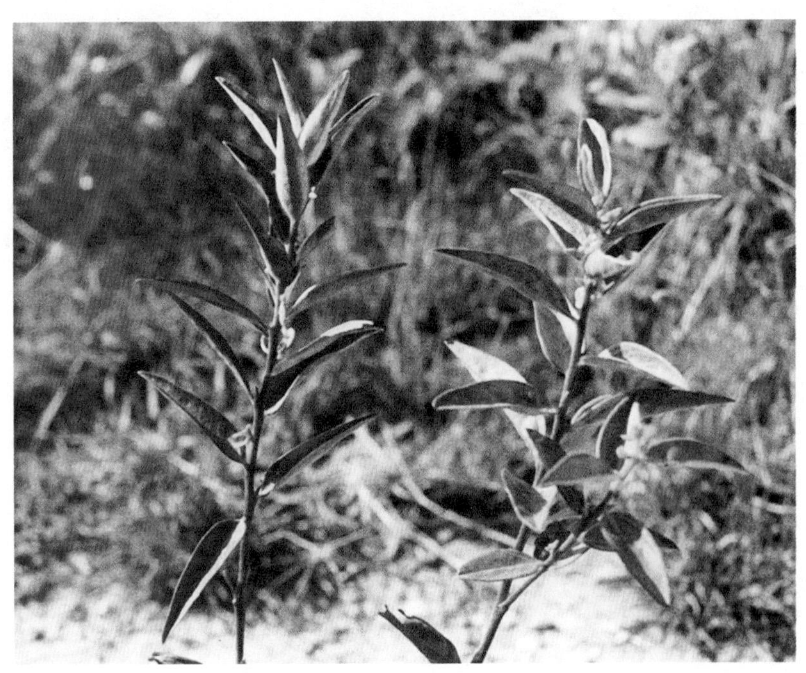

龙骨瓣背脊上近顶端的附属物呈丝状，分为2束；雄蕊8枚，花丝下部合生。蒴果扁球形，顶端内凹，有狭翅，边缘有毛。花果期7～9月。

▶**生境分布** 生于空旷草地、湿润山坡、山脚、路边、溪边。分布于我国福建、湖北、湖南、广东、广西、海南、贵州、云南等省（区）；越南、印度、菲律宾等地也有分布。

▶**采收加工** 夏、秋采收，扎成小把，晒干。用时洗净，切段。

▶**性味功效** 辛、微甘，平。健脾除湿，清热解毒，散瘀。

▶**用量** 10～20 g。

▶**验方** 1. 急性肝炎：①大金不换15 g，地耳草30 g。水煎冲白糖服。②大金不换30 g，甘草10 g。水煎服。⑧大金不换15 g，地耳草、栀子、萱草根各30 g。水煎服。

2. 黄疸：①大金不换、地耳草、广金钱草各30 g，水煎服。②大金不换15 g，兖州卷柏10 g，甘草6 g。水煎服。③大金不换、茵陈蒿各15 g，溪黄草20 g。水煎服。④大金不换30 g，雀梅藤根15 g。水煎服。

山 豆 根（广豆根、柔枝槐）

▶**来源** 豆科（或蝶形花科）植物越南槐 *Sophora tonkinensis* Gagnep. 的根及根茎。

▶**形态** 灌木，根粗壮，长圆柱形，表皮棕褐色。根茎呈不规则结节状。嫩枝、叶柄、花序均有短柔毛。单数羽状复叶互生，小叶9～19片，生于上部的较大，向基部明显渐小；小叶片椭圆形或卵状椭圆形，长2～5 cm，宽1～2 cm，嫩时两面均有短柔毛，老叶上面近无毛；托叶极小或近于消失。花黄色；总状花序或基部分枝成圆锥状，顶生；花萼5齿裂；花冠蝶形，旗瓣近圆形，长约6 mm，比其他瓣短；雄蕊10枚，基部稍连合；花柱无毛，柱头头状，簇生长柔毛。荚果串珠状，稍扭曲，有柔毛，成熟时开裂成2瓣。种子黑色。花期5～7月，果期8～12月。

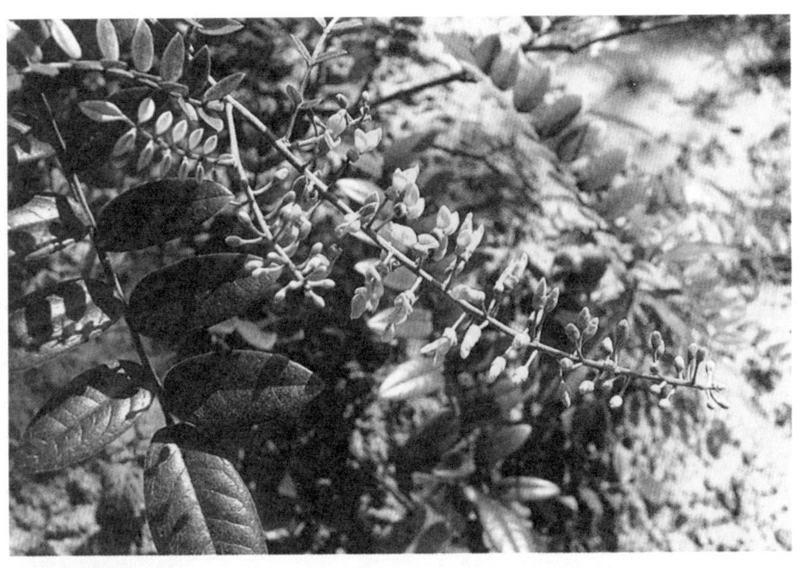

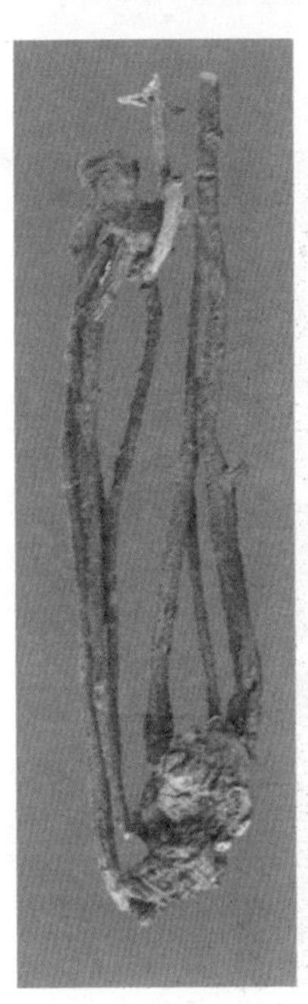

▶生境分布 生于石灰岩山脚、山坡、山顶的石缝中。分布于我国广西、贵州、云南等省（区）；越南等地也有分布。

▶采收加工 秋季采收，除去杂质，洗净，晒干。用时洗净，切薄片或切碎。

▶性味功效 苦，寒；有毒。清热解毒，利咽消肿。

▶用量 3～9 g。

▶禁忌 孕妇忌服。本品有毒，每剂用量超过9 g会引起中毒。

▶验方 急性黄疸型肝炎：①山豆根9 g，鸡骨草15 g。水煎服。②山豆根6 g，茵陈蒿、溪黄草各15 g。水煎服。③山豆根6 g，栀子、三叶香茶菜各15 g，广金钱草30 g。水煎服。④山豆根6 g，鹰不扑30 g。水煎，白糖适量调服。

山竹子根（多花山竹子）

▶**来源** 藤黄科（或山竹子科）植物木竹子 *Garcinia multiflora Champ*. ex Benth. 的根。

▶**形态** 常绿乔木或灌木。含黄色汁液。嫩枝无毛。单叶对生；叶片卵形、长圆状卵形或长圆状倒卵形，长7 ~ 16 cm，宽3 ~ 6 cm，边缘全缘，两面均无毛，侧脉纤细，每边10 ~ 20条，网脉在叶面不明显。花橙黄色，直径2 ~ 3 cm；杂性同株；聚伞圆锥花序，有时单朵，顶生或腋生；萼片4片，2大2小；花瓣4片，倒卵形，长约1.5 cm；雄蕊多数，花丝合生成4束；子房2室，柱头宿存。浆果卵圆形或倒卵圆形，长3 ~ 5 cm，直径约3 cm，成熟时黄色或黄绿色，味酸甜可食，食后常可将牙齿染成黄色，果皮含黄色树脂。花期6 ~ 8月，果期11 ~ 12月。

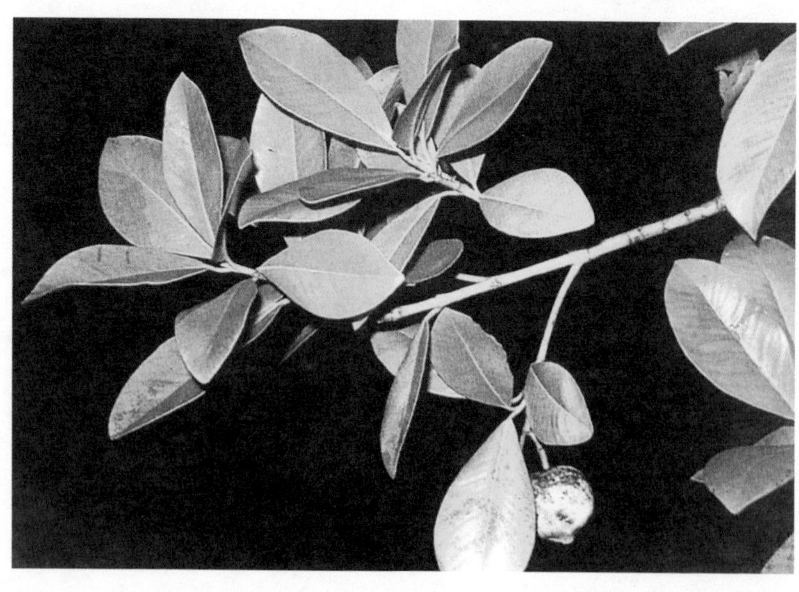

▶**生境分布** 生于山地疏林、沟边、次生林中。分布于我国江西、福建、台湾、湖南、广东、广西、海南、云南、贵州等省（区）；越南等地也有分布。

▶**采收加工** 全年可采收，洗净，趁鲜切片，晒干。用时洗净，切碎。

▶**性味功效** 微酸、涩，凉；有小毒。清热解毒，除湿。

▶**用量** 15～30 g。

▶**验方** 1. 黄疸（阴黄）：山竹子根、黄牛茶根各45 g。水煎服。

2. 急性黄疸型肝炎：①山竹子根、雀梅藤根、车前草各30 g。水煎服。②山竹子根30 g，茵陈蒿、地耳草各15 g。水煎服。③山竹子根15 g，溪黄草、叶下珠各30 g。水煎服。

广 地 丁

▶**来源** 龙胆科植物华南龙胆 *Gentiana loureirii*（D. Don）Griseb. 的全草。

▶**形态** 多年生直立小草本，高5～10 cm。根淡黄色，稍肉质。茎紫红色，密生乳突或稍被柔毛。单叶对生，基生叶呈莲座状，狭椭圆形，长5～30 mm，宽3.5～5 mm，边缘全缘有柔毛，上面有细乳突，下面无毛；茎生叶椭圆形，长5～7 mm，宽1～2.5 mm，边缘有毛。花紫红色或紫蓝色，单朵生于枝顶；花萼5裂；花冠钟状，长约15 mm，5裂，边缘有细齿；雄蕊5枚。蒴果倒卵形，压扁状。花、果期2～9月。

▶**生境分布** 生于山坡、路边、田埂、沟边、荒坡、林下。分布于我国浙江、江西、福建、台湾、湖南、广东、广西、海南等省（区）；越南等地也有分布。

▶**采收加工** 春季开花时采收，除去杂质，晒干。用时洗净，切段。

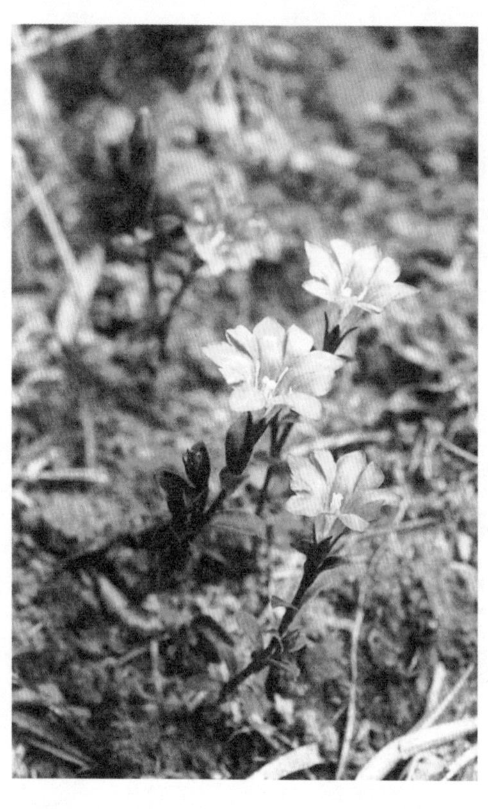

►**性味功效**　苦，寒。清热解毒，利尿。

►**用量**　6～15 g。

►**验方**　1. 黄疸型肝炎：①广地丁、阴行草、六月雪根（茜草科）各30 g。水煎服。②广地丁15 g，茵陈蒿、地耳草、紫金牛各30 g，稗子（禾本科）25 g。水煎服。

2. 黄疸尿赤：广地丁、栀子、苦参各15 g。水煎服。

3. 急性肝炎：①广地丁、茵陈蒿各15 g，地耳草、鸡骨草各30 g。水煎服。②广地丁、溪黄草各15 g，叶下珠30 g。水煎服。

广金钱草

►**来源**　豆科（或蝶形花科）植物广东金钱草 *Desmodium styracifolium*（Osbeck）Merr. 的地上部分或全草。

►**形态**　多年生草本，干后气微芳香。茎平卧或斜升，密生淡黄色柔毛。叶互生，通常有1片小叶，有时为3片小叶；小叶片圆形或近圆形，长和宽约2～4 cm，上面无毛，下面密生伏贴白色丝状毛，边缘全缘，侧脉每边8～10条；托叶披针形，小托叶钻形。花紫红色；总状

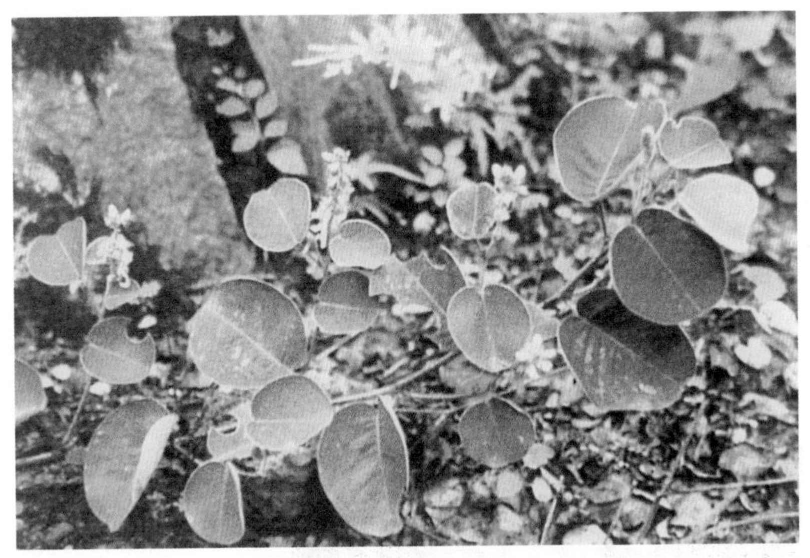

花序顶生或腋生，总花梗密生柔毛；花萼5裂；花冠蝶形；雄蕊10枚，其中9枚合生。荚果扁平，长约2 cm，有短柔毛和细钩状毛。花、果期6~9月。

▶**生境分布**　生于向阳山坡、草地、林边、疏林下。分布于我国广东、广西、海南、云南等省（区）；越南、泰国、缅甸、印度、马来西亚、斯里兰卡等地也有分布。

▶**采收加工**　夏、秋季采收，除去杂质，晒干。用时洗净，切段。

▶**性味功效**　甘、淡，凉。清热利尿，消滞去积。

▶**用量**　15~30 g

▶**验方**　1. 湿热黄疸：广金钱草60 g，鸡骨草、车前草各30 g。水煎服。

2. 肝硬化腹水：广金钱草、半边莲各120 g。水煎服。

3. 急性黄疸型肝炎：①广金钱草、茵陈蒿、青蒿、板蓝根（或南板蓝根）各10 g，虎杖根、栀子根各15 g。水煎服。②广金钱草30 g，栀子、溪黄草各15 g。水煎服。

广东土牛膝

▶**来源** 菊科植物多须公 *Eupatorium chinense* L. 的根。

▶**形态** 多年生草本。根细长圆柱形，表面灰黄色，长5～30 cm，直径1～5 mm。茎圆柱形，有短柔毛和紫色或淡紫色斑点。单叶对生。无柄或近无柄；叶片卵形或宽卵形、长卵形，长4～10 cm，宽3～5 cm，基部圆形，两面均有短柔毛和黄色腺点，边缘有圆锯齿。花通常为白色，或有时为红色或粉红色，全为管状花；头状花序排成复伞房花序生于茎顶；总苞钟状；总苞片顶端钝形或圆形，外面有短柔毛和疏腺点；花冠长约5 mm，外面有疏腺点；雄蕊5枚，花药合生。瘦果椭圆形，长约3 mm，有黄色腺点，顶端有多数冠毛。花、果期6～11月。

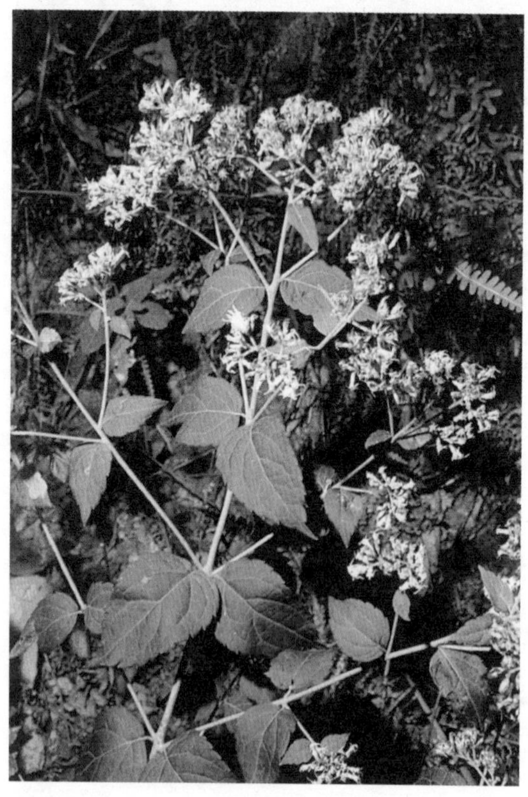

▶**生境分布** 生于向阳山坡、旷野草地、山谷、林边、灌木丛中。分布于我国浙江、安徽、福建、湖北、湖南、广东、广西、海南、四川、贵州、云南等省

（区）；越南等地也有分布。

▶**采收加工**　秋季采收，洗净，晒干。用时洗净，切片。

▶**性味功效**　微辛、苦，凉。清热解毒，舒肝散郁。

▶**用量**　10～15 g。

▶**禁忌**　孕妇忌服。

▶**验方**　1. 黄疸：广东土牛膝60 g，赤小豆60 g。水煎服。

2. 急性黄疸型肝炎：①广东土牛膝、茵陈蒿各15 g，叶下珠、地耳草各30 g。水煎服。②广东土牛膝、栀子各15 g，雀梅藤根30 g。水煎，白糖适量调服。

小过路黄（临时救）

▶**来源**　报春花科植物聚花过路黄 *Lysimachia congestiflora* Hemsl. 的全草。

▶**形态**　多年生草本。茎下部伏地，节上生根，上部斜升，密生短柔毛。单叶对生，茎端的2对间距短，近密集；叶片卵形或阔卵形，长1.5～3 cm，宽1.3～2.5 cm，基部近圆形或截形，稀略呈心形，两面有毛，边缘全缘，有黑色或暗红色腺点；叶柄比叶片短。花黄色，内面基部紫红色，2～4朵集生于茎端和枝端，成近头状的总状花序；花萼5裂；花冠5裂；雄蕊5枚。果球形，直径约4 mm。花期5～6月，果期7～10月。

▶**生境分布**　生于山地林边、草地湿润处、沟边、田埂。分布于我国陕西、甘肃、浙江、江西、江苏、安徽、福建、台湾、湖北、湖南、广东、广西、海南、云南、四川、贵州等省（区）；越南、缅甸、印度、不丹等地也有分布。

▶**采收加工**　夏、秋季采收，除去杂质，晒干。用时洗净，切段。

▶**性味功效**　微苦，凉。清热除湿，祛风镇惊。

▶**用量**　15～30 g。

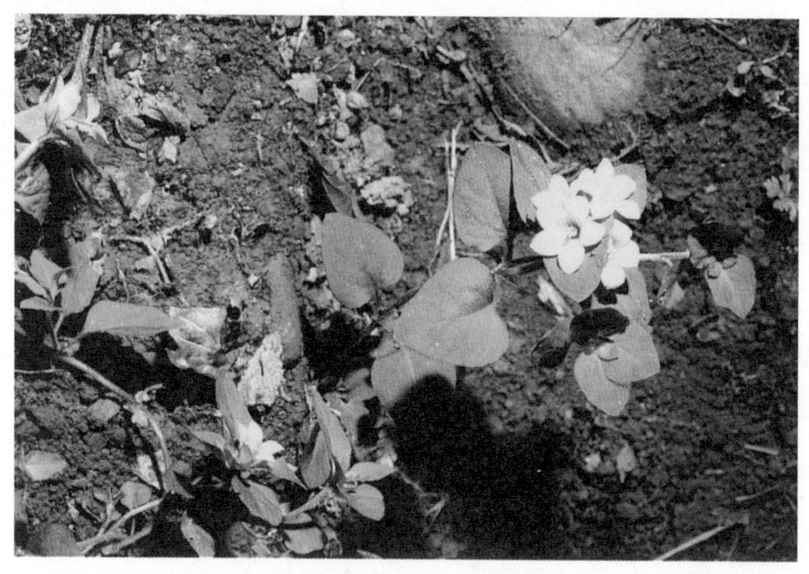

▶**验方** 1. 肝炎：①小过路黄、山竹子根各30 g，溪黄草、地耳草各15 g，与瘦猪肉适量煲服。②小过路黄、雀梅藤根各30 g，鸡眼草、鸡骨草、车前草各15 g。水煎服。

2. 急性黄疸型肝炎：①小过路黄、溪黄草各30 g。水煎服。②小过路黄30 g，茵陈蒿、栀子各15 g。水煎服。③小过路黄、叶下珠各30 g。水煎服。

小蜡树根（冬青根）

▶**来源** 木犀科植物小蜡树 *Ligustrum sinense* Lour. 的根。此外，叶（小蜡树叶）也可入药。

▶**形态** 常绿灌木，高1～4 m。根粗壮。嫩枝圆柱形，有淡黄色短柔毛，老枝近无毛，有灰白色小点。单叶对生；叶片纸质，卵形或椭圆状卵形，长2～7 cm，宽1～3 cm，边缘全缘有短柔毛，两面有短柔毛或仅中脉有毛；叶柄有短柔毛。花白色；圆锥花序顶生或腋生，花序轴有毛或近无毛；花萼无毛，4齿裂；花冠4裂；雄蕊2枚。果实近球形不弯曲，直径5 ~ 8 mm，成熟时紫黑色。花期3 ~ 6月，果期9 ~ 12月。

►**生境分布** 生于山坡、山谷、路边、溪边疏林中、林边、村边灌木丛中或栽培于庭院中。分布于我国江苏、浙江、江西、安徽、福建、台湾、湖北、湖南、广东、广西、海南、四川、贵州、云南等省（区）；越南、马来西亚等地也有分布。

►**采收加工** 根于秋、冬季采收，洗净，趁鲜切片，晒干。叶于夏季采收，晒干。用时洗净，根切碎。

►**性味功效** 苦、涩，寒。清热解毒，消肿止痛。

►**用量** 15 ~ 30 g。

►**验方** 急性黄疸型肝炎：①小蜡树根（或小蜡树叶）、车前草各30 g，甘草3 g。水煎，连服7 ~ 10日。②小蜡树根30 g，甘草6 g。水煎，连服7 ~ 10日。③小蜡树根、广金钱草、鬼针草、豨莶草各30 g，

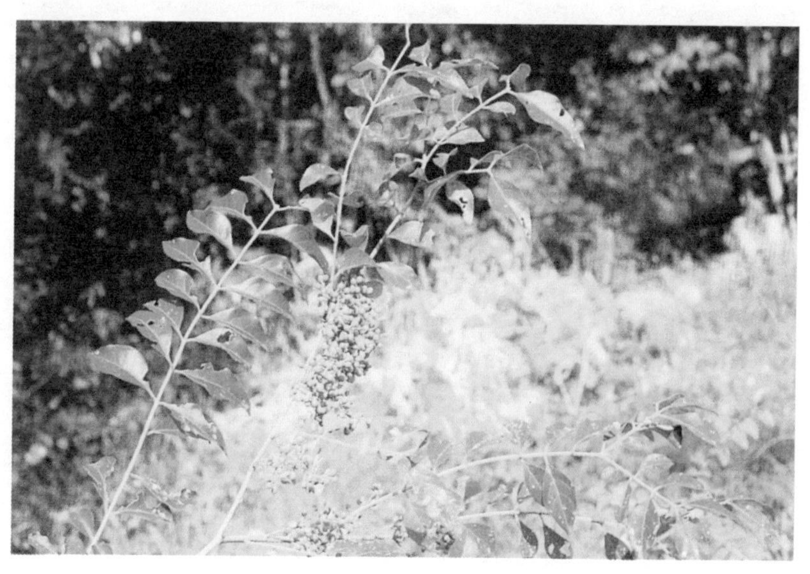

地耳草、赛葵、白背叶根各15 g，功劳木10 g，车前草20 g，甘草5 g。水煎，连服7～10日。

马 兰 草（路边菊）

►**来源** 菊科植物马兰 *Kalimeris indica*（L.）Sch.-Bip. 的全草。

►**形态** 多年生直立草本。根状茎白色。茎上部有短柔毛。单叶互生；叶片质地较薄，倒披针形或倒卵状长圆形，长3～6 cm，宽0.8～2 cm，边缘中部以上有粗锯齿或有羽状裂片，上部叶片通常全缘，两面或上面有微毛或近无毛；叶柄短或近无柄。花淡紫色；头状花序单个生于枝顶排成伞房状；总苞半球形，直径5～10 mm，总苞片顶端和边缘有毛；边缘为舌状花，舌片1层，长约1 cm；中央为管状花，有短柔毛。瘦果长1.5～2 mm，倒卵形，极扁，上部有腺毛和短柔毛。冠毛

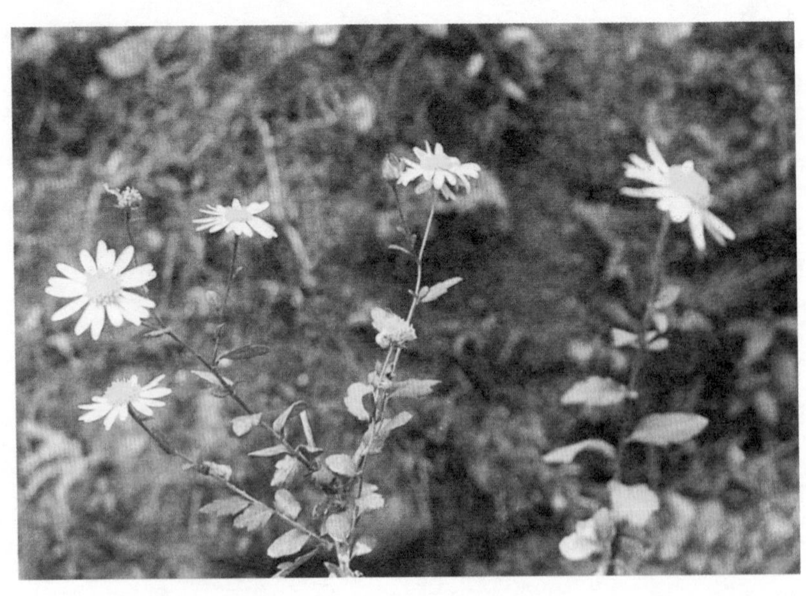

极短，长0.1～0.3 mm，易脱落。花期5～9月，果期8～10月。

▶**生境分布**　生于湿润的路边、坡地、田边、沟边。分布于我国辽宁、山东、陕西、河南、浙江、江苏、江西、安徽、福建、台湾、湖北、湖南、广东、广西、海南、四川、贵州、云南等省（区）；朝鲜、日本、印度以及中南半岛等地也有分布。

▶**采收加工**　夏、秋季采收，洗净，晒干。用时洗净，切段。

▶**性味功效**　辛、苦，平。清热利湿，平肝和胃。

▶**用量**　15～30 g。

▶**验方**　1. 急性黄疸型肝炎：①马兰草、车前草各30 g，茵陈蒿15 g。水煎服。②马兰草、地耳草、铺地蜈蚣各30 g，叶下珠15 g。水煎服。

2. 黄疸型肝炎：①鲜马兰草100 g。水煎，冲白糖服。②马兰草、白英各30 g。水煎，白糖调服。

3. 急性或迁延性黄疸型肝炎：①马兰草、地耳草、阴行草各30 g。水煎服。②马兰草、酢浆草、地耳草、兖州卷柏各30 g。水煎服。③马兰草、江南卷柏、酢浆草、鸡眼草各30 g。水煎服。④马兰草、三叶香茶菜各30 g，茵陈蒿15 g。水煎服。⑤马兰草30 g，溪黄草15 g。水煎服。

马蹄金（黄疸草）

▶**来源**　旋花科植物马蹄金 *Dichondra repens* Forst. 的全草。

▶**形态**　多年生卧地小草本。茎细长，有短柔毛，节上生根。单叶互生；叶片肾形或圆形，直径4～15 mm，先端圆或微缺，基部阔心形，边缘全缘，上面有微毛，下面有贴生短柔毛；叶柄长1.5～5 cm。花黄色，细小，单朵生于叶腋；花柄短于叶柄；萼片5片，边缘全缘，背面及边缘有毛；花冠钟状，5深裂，无毛；雄蕊5枚；子房分裂为

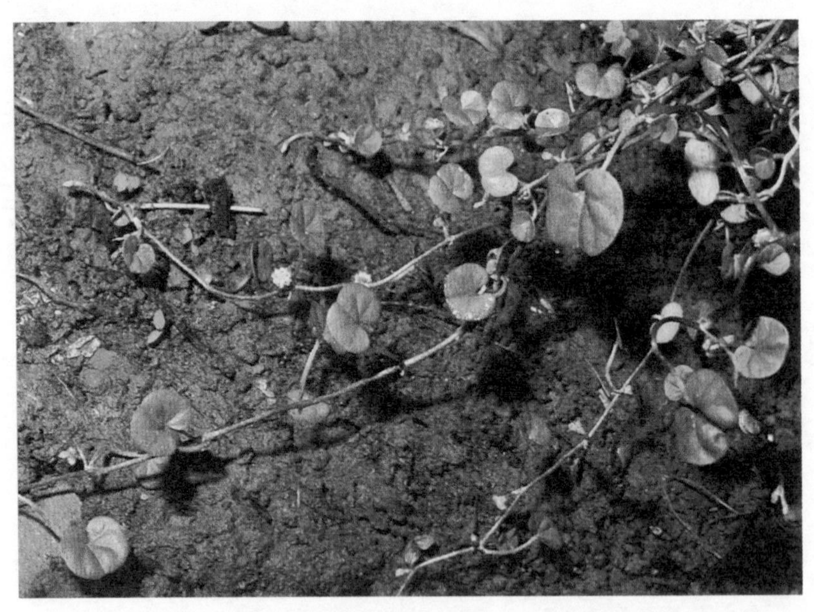

二，花柱2枚，基生，着生于离生心皮之间。蒴果近球形，细小，直径约1.5 mm。花期3～5月，果期6～8月。

►**生境分布** 生于湿润空旷草地、田边、沟边、路边、荒地、墙脚。分布于我国浙江、江苏、江西、安徽、福建、台湾、湖北、湖南、四川、贵州、云南、广东、广西、海南等省（区）；世界热带、亚热带地区也有分布。

►**采收加工** 春、夏季采收，除去杂质，晒干。用时洗净，切段。

►**性味功效** 微苦、微辛，凉。清热利湿，活血解毒。

►**用量** 15～30 g。

►**验方** 1. 急性黄疸型肝炎：①马蹄金、鸡骨草各30 g，栀子、车前草各15 g。水煎服。②鲜马蹄金60 g。水煎服或水煎调冰糖服。③马蹄金、海金沙全草、茵陈蒿各30 g，红糖15 g。水煎服。④马蹄金、路边青叶各30 g，丹参15 g，车前草10 g。水煎服。⑤鲜马蹄金60 g。加蜜糖适量捣成泥，开水吞服。

2. 湿热黄疸：①鲜马蹄金120 g。水煎服。热重于湿者白糖调服，湿重于热者白酒1小杯冲服，5～10日为1疗程。③马蹄金、地耳草、天胡荽各30 g。水煎服，每日服2剂。

3. 急性无黄疸型肝炎：马蹄金、天胡荽各30 g，猪瘦肉120 g。加水炖服，吃肉喝汤。

马鞭草

▶**来源** 马鞭草科植物马鞭草 *Verbena officinalis* L. 的全草。

▶**形态** 多年生直立草本。茎四棱形，近基部圆柱形，棱上和节上有硬毛。单叶对生；叶片卵圆形、倒卵形或长圆状披针形，长2～8 cm，宽1～5 cm，基生叶边缘通常有粗锯齿和缺刻，茎生叶多数3深裂，裂片边缘有不整齐锯齿，两面均有硬毛，下面叶脉毛较多。花淡紫色或蓝色；穗状花序顶生或腋生，细长如鞭，结果期长达25 cm；花萼管状，5齿裂；花冠管状，5裂；发育雄蕊4枚。果长圆形包藏于萼内，成熟时4瓣裂。花期

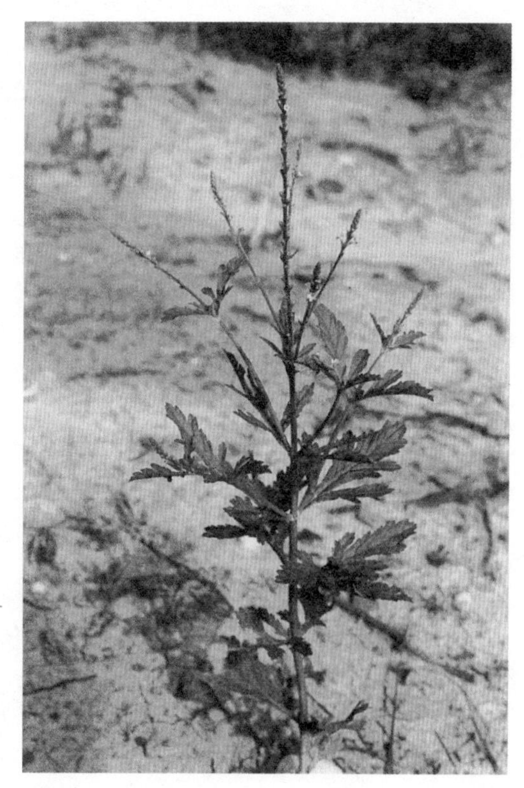

6～8月，果期7～10月。

▶**生境分布**　生于空旷荒坡草地、村边、路边、田边、溪边、林边。分布于我国陕西、甘肃、山西、江苏、浙江、江西、安徽、福建、湖北、湖南、广东、广西、海南、四川、贵州、云南、新疆、西藏等省（区）；世界温带至热带地区也有分布。

▶**采收加工**　6～8月花开时采收，除去杂质，晒干。用时洗净，切短段。

▶**性味功效**　苦，凉。清热利尿，活血散瘀。

▶**用量**　15～30 g。

▶**禁忌**　孕妇忌服。

▶**验方**　1. 湿热黄疸：①马鞭草、鸡眼草、车前草各30 g。水煎服。②鲜马鞭草60 g。水煎调糖服。肝痛者加山楂根或山楂10 g同煎服。③鲜马鞭草根45 g。水煎服，连服3～5日。④马鞭草、茵陈、山苦荬各30 g，甘草3 g。水煎服。

2. 黄疸肝炎、肝硬化腹水：马鞭草、车前草、鸡内金各15 g。水煎服。

3. 肝硬变及腹水：①马鞭草45 g。水煎服，连服10日为1疗程。②马鞭草30 g，香茶菜、丹参各15 g，有腹水加半边莲、白茅根各30 g，有鼻衄加丹皮、栀子各15 g。水煎服，连服15日为1疗程。

4. 慢性肝炎：①马鞭草60 g。水煎服。②马鞭草15 g，铁线草60 g，龙胆草30 g。水煎服。

天胡荽

▶**来源**　伞形科植物天胡荽 *Hydrocotyle sibthorpoides* Lam. 的全草。

▶**形态**　多年生草本。茎卧地生长，节上生根。单叶互生；叶片圆形或肾圆形，长0.5～1.5 cm，宽0.8～2.5 cm，不分裂或5～7裂，裂

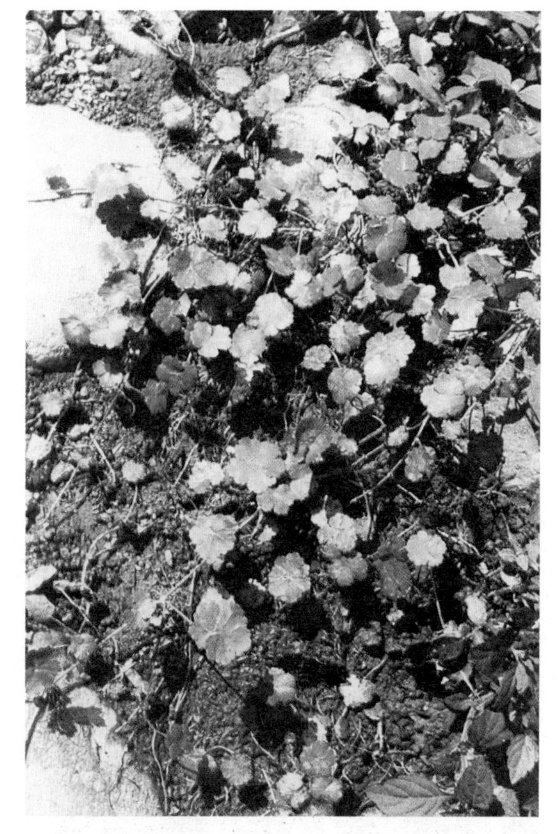

片阔倒卵形，边缘有钝齿，上面无毛，下面叶脉上有毛，有时两面无毛；叶柄无毛或顶端有毛；托叶膜质。花绿白色，伞形花序与叶对生，花序梗长0.5～3.5 cm；小伞形花序有花5～18朵，密集成头状；小总苞片长约1.5 mm；花萼与子房合生，无萼齿；花瓣5片；雄蕊5枚。果实略呈心形，两侧压扁；无毛。花、果期4～9月。

▶**生境分布** 生于湿润草地、园边、路边、沟边、村落附近阴湿处，常成片生长。分布于我国陕西、浙江、江苏、江西、安徽、福建、台湾、湖北、湖南、广东、广西、海南、四川、贵州、云南等省（区）；日本、朝鲜、东南亚及印度等地也有分布。

▶**采收加工** 全年可采收，除去杂质，洗净，晒干。用时洗净，切段。

▶**性味功效** 苦、辛，寒。清热解毒，利湿退黄。

▶**用量** 10～15 g。

▶**验方** 1. 黄疸型肝炎：①鲜天胡荽60～100 g，白糖30 g。水煎服或酒水各半煎服。②天胡荽、车前草各30 g。水煎服。③天胡荽、茵陈各15 g。水煎服。④天胡荽、乌韭（大叶金花草）、笔管草各15 g。水煎服。

2. 黄疸肝部痛：天胡荽、积雪草各30 g，半边莲15 g。水煎调白糖服。

3. 肝硬变：天胡荽15 g，楤木根60 g，瘦猪肉100 g。水煎服。

木贼草

►**来源**　木贼科植物笔管草 *Hippochaete debilis*（Roxb.）Ching 的全草。

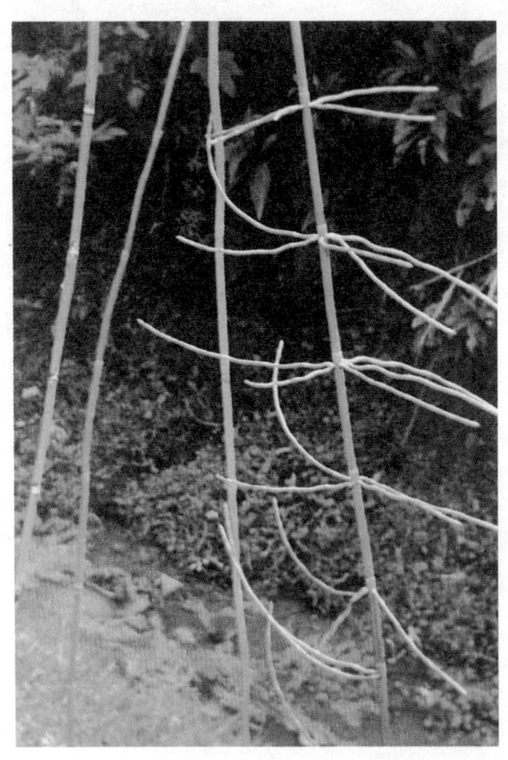

►**形态**　多年生草本。茎不分枝或不规则分枝，直径2～15 mm，中空，有节，表面有棱和沟，棱平滑或有1行密集的小刺。叶退化，轮生，叶鞘管状，基部有黑色细圈，鞘片背上无浅沟，鞘齿脱落。孢子囊穗如笔头状生于枝顶，有小尖头，无柄，长约2.5 cm；孢子叶盾状着生；孢子囊着生于孢子叶下面边缘，排成一行。孢子细小，圆球形。孢子期夏、秋季。

►**生境分布**　生于河边、沟边的湿地上。

分布于我国浙江、江苏、江西、福建、安徽、台湾、湖北、湖南、广东、广西、海南、四川、贵州、云南等省（区）；越南、印度、印度尼西亚、菲律宾等地也有分布。

▶**采收加工**　全年可采收，除净杂质，晒干。用时切段。

▶**性味功效**　甘、微苦，平。解热利尿，利湿。

▶**用量**　15～30 g。

▶**禁忌**　孕妇忌服。

▶**验方**　1. 黄疸肝炎：①木贼草、狗肝菜、地耳草各30 g。水煎服。②木贼草30 g，淡竹叶20 g。水煎服。

2. 慢性肝炎：①木贼草、络石藤、川楝子各10 g，栀子根、香茶菜各12 g。水煎服。②木贼草30 g，茵陈蒿15 g，甘草10 g。水煎服。③木贼草、板蓝根（或南板蓝根）各30 g，三叶香茶菜15 g。水煎服。

木蝴蝶根

▶**来源**　紫葳科植物木蝴蝶 *Oroxylum indicum*（L.）Kurz. 的根或树皮。

▶**形态**　落叶乔木。树皮厚，灰色。根皮和树皮内面土黄色。小枝有皮孔和叶柄脱落的痕迹。叶对生，二至三回单数羽状复叶；小叶片卵形或卵状椭圆形，长5～13 cm，宽3～10 cm，边缘全缘，两面均无毛，基部偏斜。花淡紫红色，肉质，长3～9 cm，直径5～8 cm；总状花序顶生，直立；花萼紫色，肉质，长约4.5 cm，宽约3 cm，顶端平截；花冠5裂成2唇形；雄蕊4枚，长约4 cm，花丝基部有毛。蒴果扁平长条形，常悬垂于树梢，长40～120 cm，宽5～9 cm。种子多数，圆形，周围有白色半透明膜翅。花期夏、秋季，果期秋末冬初。

▶**生境分布**　生于山地疏林中、沟边、路边以及热带、亚热带河谷林中。分布于我国福建、台湾、云南、贵州、四川、广东、广西、海南等省（区）；越南、柬埔寨、老挝、泰国、缅甸、印度、菲律

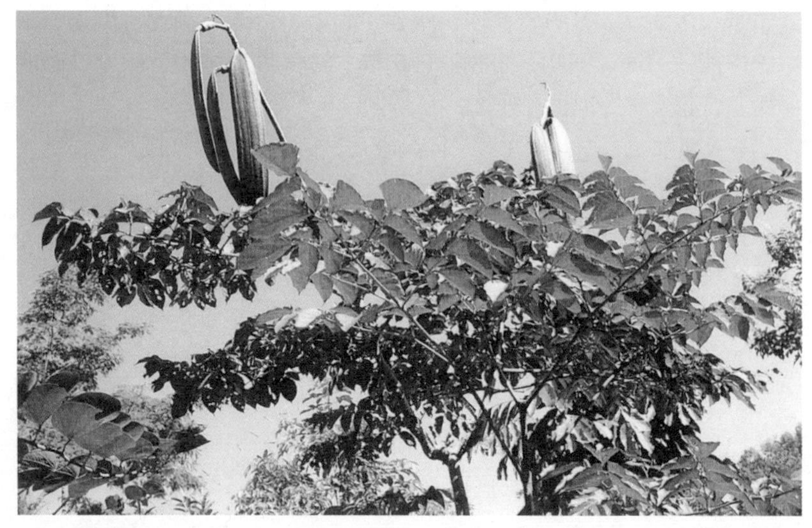

宾、马来西亚、印度尼西亚等地也有分布。

▶**采收加工** 秋、冬季采收，刮去栓皮，切片，晒干。用时洗净，切碎。

▶**性味功效** 微苦、甘，凉。清热利湿，凉血解毒。

▶**用量** 10～15 g。

▶**验方** 1. 慢性肝炎和无黄疸型肝炎：木蝴蝶根30 g，牛肉100 g。煮吃。连服5～7日。

2. 肝炎：①木蝴蝶树皮15 g。水煎服。②木蝴蝶树皮、鸡骨草、地耳草各15 g。水煎服。③木蝴蝶根皮、茵陈蒿、栀子根各15 g，广金钱草30 g。水煎服。④木蝴蝶根、雀梅藤根、鹰不扑各15 g。水煎服。

车前草

▶**来源** 车前草科植物车前 *Plantago asiatica* L. 的全草。

▶**形态** 多年生草本。根状茎粗短。叶生于根状茎上，直立或展开，叶柄长3～9 cm；叶片卵形或宽椭圆形，长4～12 cm，宽2～7 cm，边缘波状或有锯齿，两面均有短柔毛，基出脉5～7条。花小，绿白色，有花梗；花茎数条，高10～20 cm；穗状花序为花茎的1/3～1/2；苞片长卵形；花萼裂片4片；花冠裂片4片；雄蕊4枚，伸出花冠外。蒴果卵状圆锥形，横裂（也称周裂），内有种子4～6粒。种子小，长圆形，长约1.5 mm，宽约1 mm，黑褐色。花、果期在夏、秋季。

▶**生境分布** 生于路边、沟边、田埂湿润处、草地、园边、村落附近。分布于我国新疆、陕西、浙江、江西、福建、台湾、湖北、湖南、广东、广西、海南、贵州、云南、四川等省（区）；欧洲和亚洲的温带、热带、亚热带地区也有分布。

▶**采收加工** 夏、秋季采收，除去杂质，晒干。用时洗净，切碎。

▶**性味功效** 甘、淡，寒。清热利尿，镇咳祛痰。

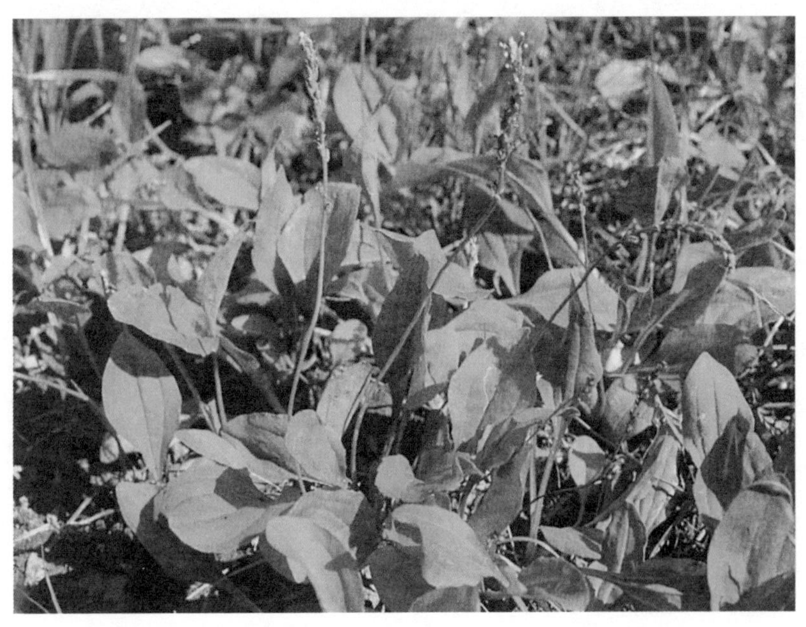

▶**用量** 10～30 g。

▶**禁忌** 无湿热者及孕妇忌用。

▶**验方** 1. 小儿急性黄疸型肝炎：车前草、马兰草（路边菊）各15 g，茵陈蒿10 g。水煎服。

2. 急性无黄疸型肝炎：车前草、马蹄金、凤尾草各30 g。水煎冲白糖服。或鲜车前草100 g，洗净捣汁服。

3. 黄疸型或无黄疸型肝炎，肝硬变腹水：车前草30 g，茵陈蒿、土茯苓各15 g，栀子、黄柏、白术各10 g，牡丹皮6 g。水煎服。

4. 肝炎：①车前草、墨旱莲、虎杖根各15 g。水煎服。②鲜车前草、鲜天胡荽、鲜野苦荬菜各30 g，栀子10 g。水煎服。③车前草、萱草根各15 g，地耳草30 g。水煎服。④车前草、岗梅根各30 g，香白芷、虎杖根各20 g，功劳木10 g。水煎服。

毛 茛

▶**来源** 毛茛科毛茛属植物毛茛 *Ranunculus japonicus* Thunb. 的全草或根。

▶**形态** 多年生直立草本。须根多数簇生。茎中空，有柔毛。基生叶为单叶，叶片三角状肾圆形，长及宽3～10 cm，3深裂不达基部，中裂片3浅裂，边缘有粗齿，侧裂片不等2裂，两面有贴生柔毛；叶柄有柔毛；茎生叶与基生叶相似，渐向上叶片较小，3深裂，裂片有尖牙齿。花黄色，直径1.5～2 cm；聚伞花序顶生；萼片5片，有柔毛；花瓣5片，倒卵状圆形；雄蕊多数；心皮多数。聚合果近球形，直径6～8 mm，瘦果扁平，无毛。花、果期4～9月。

▶**生境分布** 生于田边、沟边、林边湿草地上。分布于我国各省（区）；朝鲜、日本、俄罗斯远东地区也有分布。

▶**采收加工** 夏、秋季采收，随采随用，洗净。

▶**性味功效** 辛，温；有毒。利湿消肿，退黄疸，杀虫，平喘。为引赤发泡药。

▶**用量** 外用适量。不可内服。

▶**验方** 黄疸：①鲜毛茛全草适量，洗净捣烂，取1小颗，敷于列缺穴位，6～8小时后发1小泡，用消毒针刺破小泡，流去黄水，用消毒纱布包好，防止感染，一般2～3日后黄疸即退。②鲜毛茛根适量，洗净捣烂，贴于寸口或内关穴上（亦可垫薄姜片1块），皮肤有灼热感或起泡时，即除去。

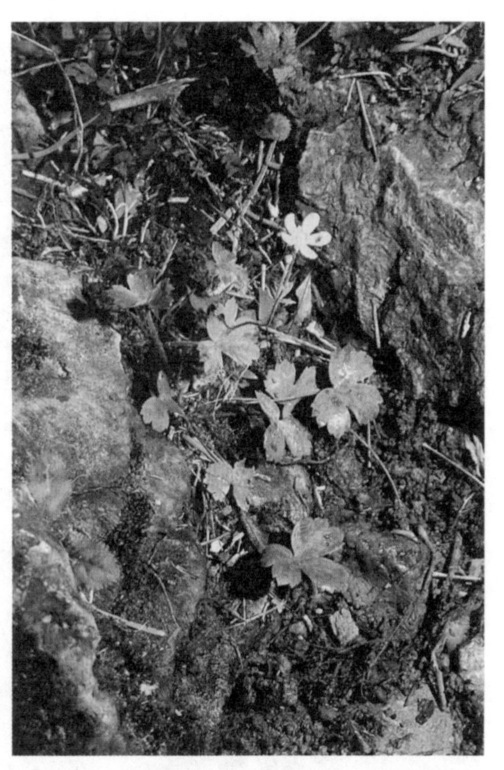

长叶香茶菜（溪黄草）

▶**来源** 唇形科植物长叶香茶菜 *Rabdosia stracheyi*（Benth.ex Hook.f.）Hara 的地上部分或全草。

▶**形态** 多年生直立草本。茎四棱形，有粗伏毛和鳞秕状短毛。单叶对生；叶片狭披针形、披针形或卵状披针形，长2.5～11 cm，宽0.5～2.5 cm，先端渐尖，基部狭楔形，边缘自中部以上有锯齿，两面脉上有鳞秕状短硬毛或近无毛，下面布满褐色腺点，新鲜时揉烂有黄色汁液。花白色或粉红色，有紫红色斑点；聚伞圆锥花序顶生；花萼

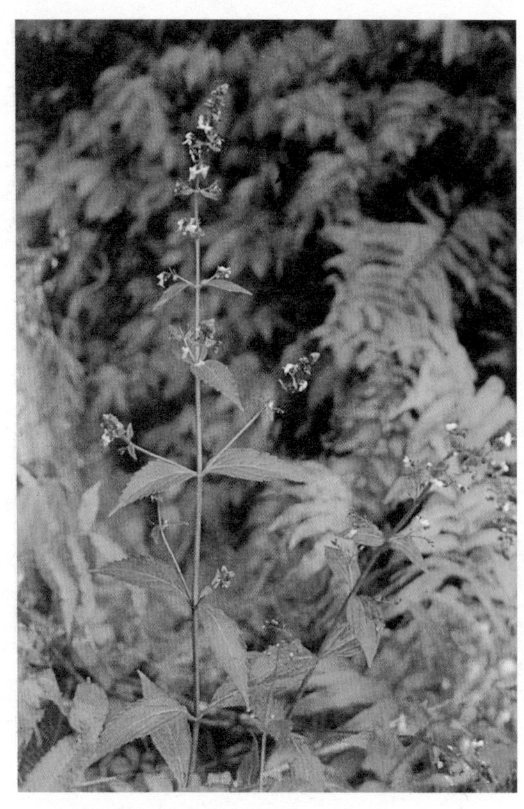

有褐色腺点，具相等的5齿；花冠2唇形，上唇4圆裂，裂片极外反，下唇舟状；雄蕊4枚。小坚果4枚，卵形。花、果期11月至次年1月。

▶**生境分布** 生于沟边、山坡草地湿润处、林下阴湿处。分布于我国云南、江西、福建、广东、广西、海南等省（区）；越南、缅甸、印度等地也有分布。

▶**采收加工** 秋、冬季采收，除去杂质，晒干。用时洗净，切短段。

▶**性味功效** 苦，凉。清热利湿，解毒消肿。

▶**用量** 15～30 g。

▶**验方** 1. 急性黄疸型肝炎：①长叶香茶菜、茵陈蒿各30 g，车前子15 g。水煎服。②长叶香茶菜、鸡骨草、马蹄金、车前草各30 g。水煎服。③长叶香茶菜、栀子根、虎杖根各30 g，车前草15 g。水煎服。便秘者加大黄10 g。④鲜长叶香茶菜、鲜地耳草、鲜半边莲、鲜车前草各60 g，瘦猪肉100 g。水炖服。

2. 肝硬化腹水：①长叶香茶菜、地耳草、葫芦茶（或蔓茎葫芦茶）各30 g。水煎调白糖服。②长叶香茶菜30 g。水煎调白糖服，连服20～30日。

丹　参

▶来源　唇形科植物丹参 *Salvia miltiorrhiza* Bunge 的根。

▶形态　多年生直立草本，高30～80 cm。根肥厚圆柱状，表面紫红色，干后呈砖红色，断面白色，渐变粉红色。茎四方形，有长柔毛及腺毛。一回单数羽状复叶对生，侧生小叶1～3对；小叶片卵形或椭圆状卵形，长2～8 cm，宽1～5 cm，边缘有圆锯齿，两面均有柔毛，下面毛较密。花蓝紫色，长2～2.7 cm；轮伞花序有花6至多朵，呈总状排列，顶生或腋生，密生腺毛和长柔毛；花萼钟状，紫色，2唇形；花冠2唇形，花冠筒内有毛环，上唇长达2 cm，发育雄蕊2枚。小坚果4枚，椭圆形，黑色。花、果期4～9月。

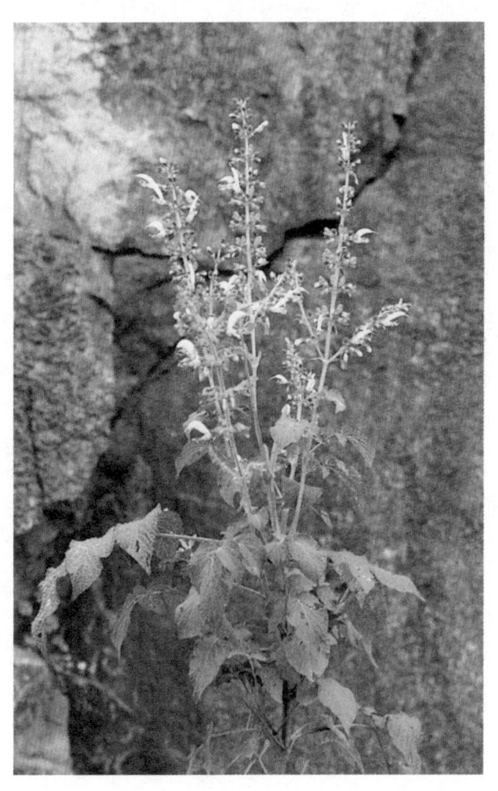

▶生境分布　生于向阳湿润的山坡、草丛、路边、沟边、山脚下。分布于我国陕西、山西、河北、河南、山东、江苏、浙江、江西、安徽、湖南、广西等省（区）；日本等地也有分布。

▶采收加工　秋季采收，除净杂质，晒干或趁鲜切片晒干。用时洗净，

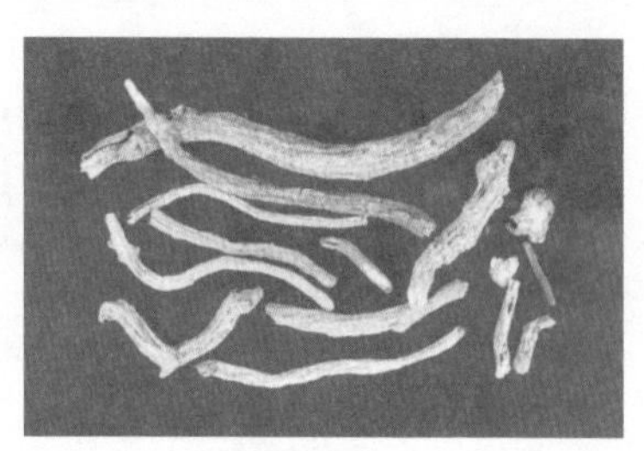

切碎。

►**性味功效** 苦，微寒。祛瘀生新，活血调经，清心除烦。

►**用量** 10～15 g。反藜芦。

►**验方** 1. 急性黄疸型肝炎：①丹参30 g，茵陈蒿15 g。水煎调糖服。②丹参、地耳草各15 g。水煎服，连服20～30日。③丹参、茵陈蒿各20 g，柴胡、白茅根、板蓝根（或南板蓝根）各15 g，甘草10 g。水煎服。④丹参15 g，溪黄草30 g。水煎服。

2. 肝脾肿大：①丹参30 g，马鞭草、香茶菜各15 g。水煎服。②丹参60 g。水煎服。连服30～60日。

3. 早期肝硬化：丹参15 g，桃仁、生地、制大黄、党参、黄芪各10 g，地鳖虫6 g，鳖甲12 g。水煎服。妇女月经期间暂停用药。

乌 韭（大金花草）

►**来源** 鳞始蕨科植物乌蕨 *Stenoloma chusanum*（Linn.）Ching 的全草。

►**形态** 多年生直立草本，高20～50 cm，全株均无毛。根状茎横走，密生褐色钻状鳞片。叶为三至四回羽状细裂，末回裂片阔楔形，宽1～4 mm，先端截形或浅裂成2～3个小圆齿，叶脉二叉分枝；叶柄禾秆色或棕黄色，粗约2 mm，光滑。孢子囊群圆形，生于末回裂片顶端，每裂片1～2枚，顶生于小脉上；囊群盖灰棕色，杯状或浅杯状，口部全缘或浅齿状，宽过于长，向外开裂。

►**生境分布** 生于山脚、山坡阴湿地、沟边、石缝中、梯田边草丛中。分布于我国陕西、浙江、江西、安徽、福建、台湾、湖北、湖南、广东、广西、海南、四川、贵州、云南等省（区）；亚洲热带地区也有分布。

▶**采收加工** 夏、秋季采收，除去杂质，晒干。用时洗净，切碎。

▶**性味功效** 微苦，寒。清热解毒，利湿消肿。

▶**用量** 30～60 g。

▶**验方** 1. 急性黄疸型肝炎：①乌韭100 g。水煎服，或加冰糖适量水煎服。②乌韭、铁线草、虎刺根各30 g。水煎服。③乌韭60 g，黄毛耳草30 g，栀子根15 g。水煎服。④乌韭、马蹄金、苹、板蓝根各30 g。水煎服。

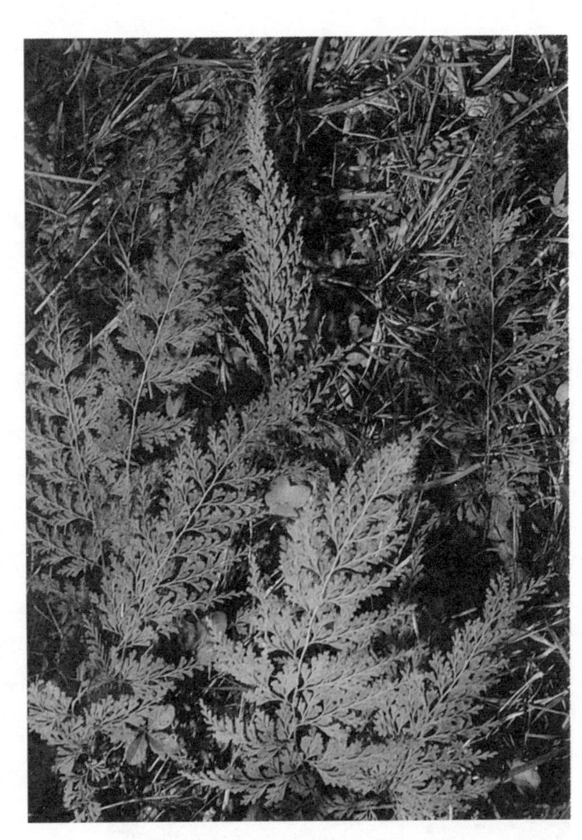

2. 急性无黄疸型肝炎、慢性肝炎、迁延性肝炎：乌韭30 g，鸡眼草、苹、马蹄金各15 g。水煎服。

3. 肝炎：①乌韭60 g，铁线草、凤尾草（或剑叶凤尾草）、虎刺根各30 g。水煎去渣，加入猪肝120 g炖汤，服汤食肝，每日1剂。②乌韭、地耳草、叶下珠各30 g。水煎服。③乌韭30 g，三叶香茶菜、茵陈蒿各15 g。水煎服。

凤尾草（凤冠草）

▶**来源** 凤尾蕨科植物凤尾草 *Pteris multifida* Poir. 的全草。

▶**形态** 多年生草本，全株无毛。根状茎有条状披针形鳞片。叶柄禾秆色，光滑，有4棱；叶二型，叶轴两侧无翅，能育叶（生孢子囊的叶）二回羽状分裂，羽片3～5对，下部有柄，向上无柄，有侧生小羽片1～3对或有时仅为2叉；小羽片披针形或条状披针形，宽2～6 mm，边缘除不育的顶部有细锯齿外，全缘；不育叶（不生孢子囊的叶）较小，小羽片长圆形或卵状披针形，宽1 cm，边缘有尖锯齿。孢子囊沿着小羽片背部边缘1条小脉着生，汇合成线形孢子囊群；子囊群盖膜质，由反卷的叶缘形成。

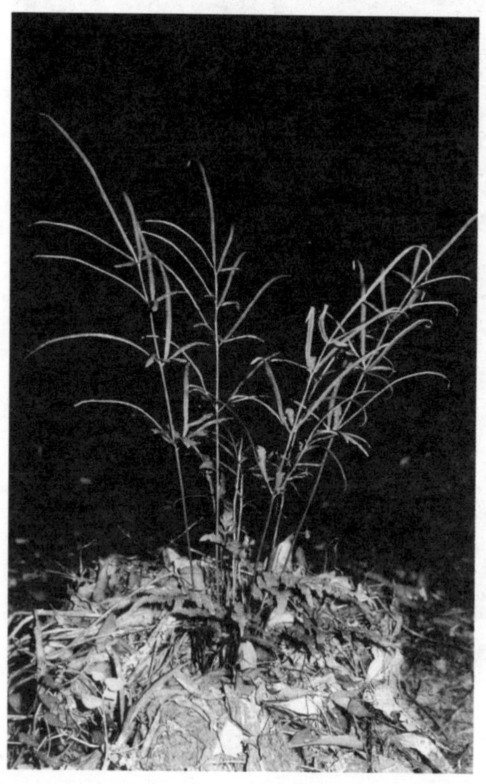

▶**生境分布** 生于阴湿的山脚、山坡、沟边、水井边。分布于我国福建、台湾、江西、浙江、湖南、广东、广西、海南、贵州、四川、云南等省（区）；越南等地也有分布。

▶**采收加工** 全年可采收，除去杂质，晒干。用时洗净，切短段。

▶**性味功效** 淡、微

苦，寒。清热利湿，凉血，解毒。

▶用量　30～60 g。

▶验方　1. 黄疸型肝炎：①鲜凤尾草150 g。捣烂绞汁服，或干品100 g水煎服，连服5日为1疗程。②凤尾草、地耳草各30 g。水煎服。③凤尾草30 g，爵床、白英各15 g。水煎服。④凤尾草、石上柏、虎杖根、六月雪根各30 g。水煎服。

2. 急性黄疸型肝炎：①凤尾草、连钱草、酢浆草各30 g。水煎服。②凤尾草60 g，白芍30 g。水煎服。③凤尾草、地耳草、叶下珠各30 g。水煎服。

六月雪根

▶来源　茜草科植物六月雪 *Serissa japonica*（Thunb.）Thunb. 的根。

▶形态　小灌木，高0.5～1 m。枝粗壮，灰白色；嫩枝有毛。单叶对生；小叶片卵形或倒披针形，长6～22 mm，宽3～6 mm，顶端短尖或长尖，边缘全缘，下面有短柔毛；托叶基部膜质而阔，顶端有锥尖状裂片数枚。花白色或淡红色，单朵或数朵丛生于叶腋；花萼5裂，裂片三角形，长约1 mm；花冠漏斗状，长约1 cm，4～6裂，花冠管比花萼裂片长约2倍；雄蕊4～6枚。核果球形，顶端有宿存的萼裂片。花、果期在夏、秋季。

▶生境分布　生于林边、灌木丛中、荒山草坡、溪边、村落附近或栽培于庭院、公园。分布于我国江西、浙江、江苏、安徽、福建、台湾、湖南、广东、广西、海南、四川、贵州等省（区）；日本等地也有分布。

▶采收加工　夏、秋季采收，洗净，趁鲜切片，晒干。用时洗净。

▶性味功效　微苦、微甘，凉。清热利湿，健脾，凉血。

▶用量　15～30 g。

▶验方　1. 急慢性肝炎：①六月雪根、算盘子根、白茅根各

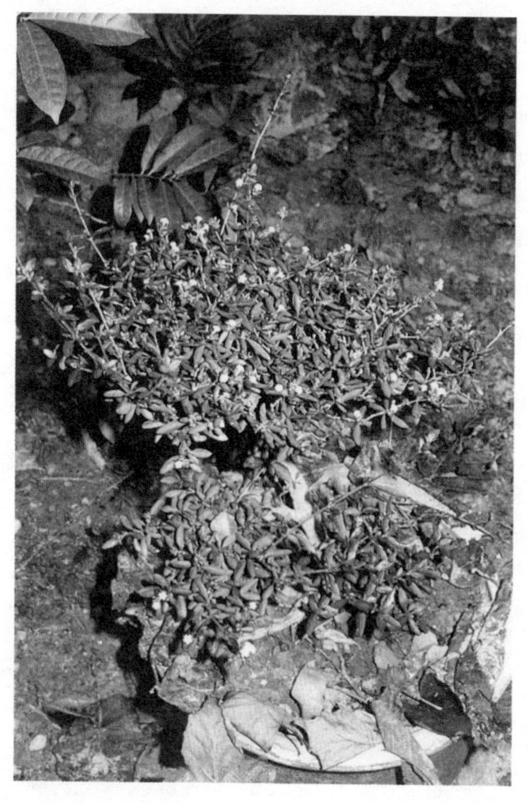

30 g。水煎服。③六月雪根、鸡骨草、金钱草（或广金钱草）各30 g。水煎服。

2. 肝炎：①六月雪根60 g，金钱草30 g。水煎服。②六月雪根、雀梅藤根、虎刺根各30 g。水煎服。

3. 慢性肝炎：六月雪根30 g，制附子10 g，瘦猪肉100 g。水炖服，连服5～7日。

4. 湿热黄疸：①六月雪根、天胡荽、白茅根各30 g。水煎服。②六月雪根30 g。水煎服。

5. 黄疸久不退，腹胀，胁下痞块，饱胀，食后更甚：①六月雪根50 g，山楂根（或铁扫帚根）30 g，乌药15 g，瘦猪肉或猪骨120 g。煮服。②六月雪根、三叶香茶菜各30 g。水煎服。

火炭母

▶**来源**　蓼科植物火炭母 *Polygonum chinense* L. 的全草。

▶**形态**　多年生蔓生草本。茎无毛或近于无毛，平滑无刺。单叶互生；叶片卵形或卵状长圆形，长5～10 cm，宽2.5～6 cm，边缘全缘但有极微小的齿，两面均无毛或下面中脉有毛，上面常有紫黑色斑块；托叶鞘状，无毛。花白色或淡红色；总状花序缩短近头状，排成二歧状聚伞花序，花序轴及分枝有腺毛；花被5裂；雄蕊8枚。瘦果幼时三棱形，成熟时球形，包藏于富含汁液、白色透明或稍带蓝色而且略为增大的花被内。花期9～10月，果期11～12月。

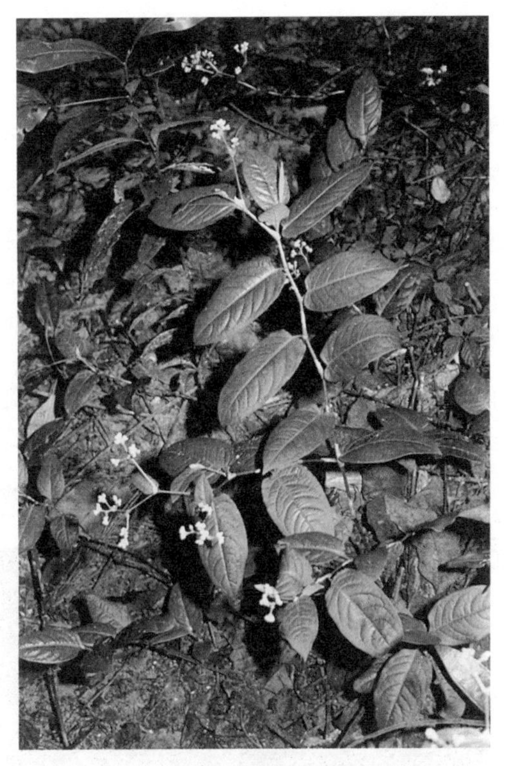

►**生境分布** 生于平地灌木丛、溪边、河边、园边、山地路旁、林边、山谷疏林中、海滨裸岩上。分布于我国江西、福建、台湾、湖南、浙江、广东、广西、海南、四川、贵州、云南等省（区）；朝鲜、日本、印度、马来西亚等地也有分布。

►**采收加工** 夏、秋季采收，除去杂质，晒干。用时洗净，切碎。

►**性味功效** 微酸、涩，微凉。清热利湿，凉血解毒。

►**用量** 15～30 g。

►**验方** 1. 湿热黄疸：火炭母、鸡骨草各30 g。水煎服。

2. 黄疸型肝炎：①火炭母30 g，茵陈蒿15 g，黄柏、甘草各10 g，水煎服。②火炭母根30 g，积雪草、六月雪根、虎刺各60 g，瘦猪肉100 g。水煎服。③火炭母、广金钱草各30 g，溪黄草15 g。水煎服。④火炭母、叶下珠各30 g，栀子15 g。水煎服。

水 蜈 蚣

▶**来源** 莎草科植物短叶水蜈蚣 *Kyllinga brevifolia* Rottb. 的全草。

▶**形态** 多年生草本，全株无毛。根状茎长，平卧于地下，具多节，每节上均长出地上茎。茎直立，扁三棱形，基部不膨大，有棕色膜质叶鞘，叶片扁平，线形，长5～15 cm或更长，宽约4 mm，边缘上部和背面中脉有细齿。穗状花序生于茎顶，通常只有1个，绿色或黄绿色，宽卵形或圆球形，长5～11 mm，宽5～10 mm，基部有叶状苞片3～4枚，极开展；花被完全退化；鳞片3～4枚，仅中部1枚鳞片内有发育花；雄蕊1～3个。小坚果倒卵形，长约1 mm，成熟后褐色。花、果期6～10月。

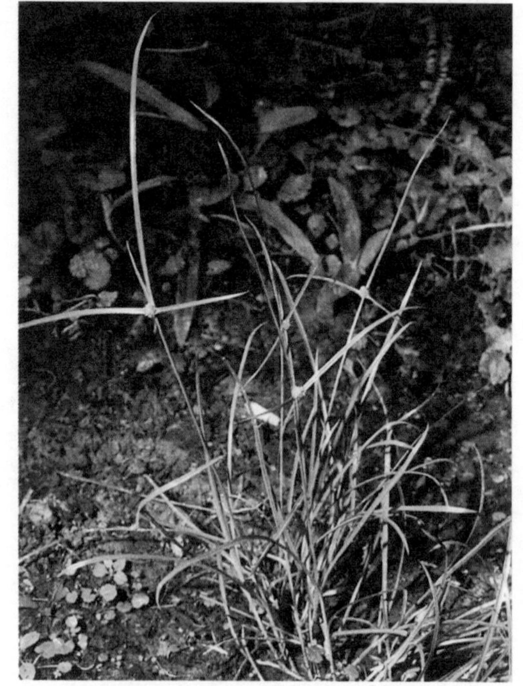

▶**生境分布** 生于空旷湿地、水田边、水沟边、路边湿草地。分布于我国浙江、江西、安徽、福建、台湾、湖北、湖南、广东、广西、海南、四川、贵州、云南等省（区）；世界热带地区也有分布。

▶**采收加工** 夏、秋季花期采收，除净杂质，晒干。用时洗净，切碎或切段。

▶**性味功效** 微辛，平。清热利湿，止咳截疟。

►**用量** 10～20 g。

►**禁忌** 孕妇忌服。

►**验方** 黄疸型肝炎：①鲜水蜈蚣60 g。水煎服。②水蜈蚣、茅莓根、臭牡丹根各30 g。水煎，调糖服。③水蜈蚣、溪黄草、栀子各15 g，车前草30 g。水煎服。④水蜈蚣15 g，地耳草、叶下珠各30 g。水煎服。⑤水蜈蚣、雀梅藤根各30 g。水煎服。

玉米须

►**来源** 禾本科植物玉蜀黍 *Zea mays* L. 的花柱及柱头。

►**形态** 一年生高大草本。秆圆柱形，节明显。叶为2列式互生；叶片宽大，剑形或线状披针形，边缘呈波状皱折；叶鞘有横脉。花单性同株，雄花为顶生穗状花序排列成圆锥状或总状；小穗成对，生于穗轴的一侧，一无柄，另一有柄；雌花序生于叶腋内，为多数鞘状苞片所包藏，雌小穗孪生，成16～30纵行排列于粗壮的穗轴上；雌蕊有极长而细弱下垂的花柱，俗称为“玉米须”。颖果长圆柱形，成熟后黄色或红色。花、果期在夏、秋季。

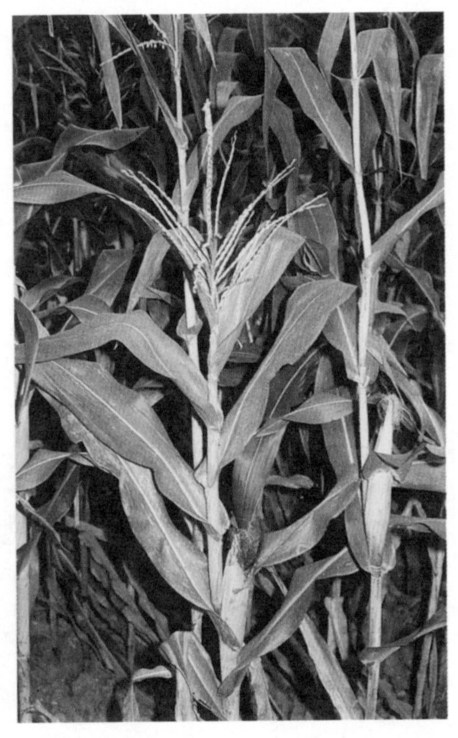

►**生境分布** 栽培植物。

我国各省（区）有出产；我世界各地也有栽培。

▶**采收加工** 夏、秋季果实成熟时收集，除净杂质，晒干。用时洗净，切段。

▶**性味功效** 甘，平。利水消肿，清血热，降血压。

▶**用量** 15～30 g。

▶**禁忌** 体虚及小便多者忌用。

▶**验方** 1. 黄疸型肝炎：①玉米须30 g，茵陈15 g。水煎服。②玉米须、茵陈各15 g，栀子、黄柏、大黄各10 g。水煎服。③玉米须、金钱草（或广金钱草）、海金沙全草各30 g。水煎服。④玉米须、大田基黄、穿破石各30 g，栀子根、构树根各15 g。水煎服。⑤玉米须100 g，地耳草60 g。水煎，冲糖服。

2. 急、慢性肝炎：①玉米须、太子参各30 g。水煎服。②玉米须、地耳草各30 g，溪黄草15 g。水煎服。③玉米须30 g，白背叶根、三叶香茶菜各15 g。水煎服。

功劳木（土黄连、木黄连）

▶**来源** 小檗科植物阔叶十大功劳 *Mahonia bealei*（Fort.）Carr. 的根或茎。

▶**形态** 常绿灌木，高1～2 m。根和茎的横切面黄色。茎无刺，表面灰黄色，粗糙。单数羽状复叶互生，长15～40 cm，有小叶4～7对，无柄；小叶片卵形或长圆形，长3.5～11 cm，宽2.5～6 cm，基部近圆形或略呈心形，两侧不对称，边缘有2～6个缺刻状粗齿，两面均无毛。花黄色，直径约5 mm；总状花序直立，

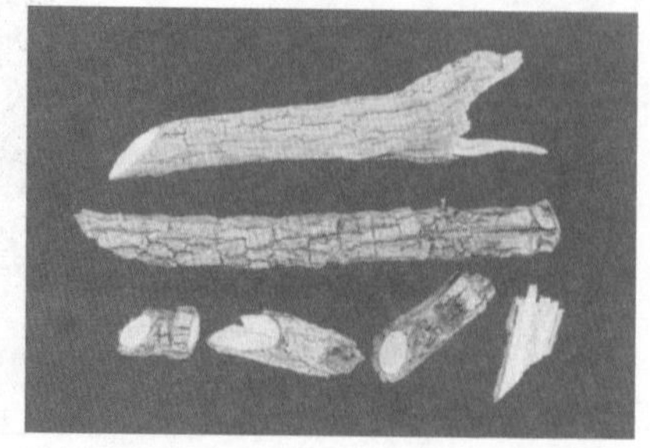

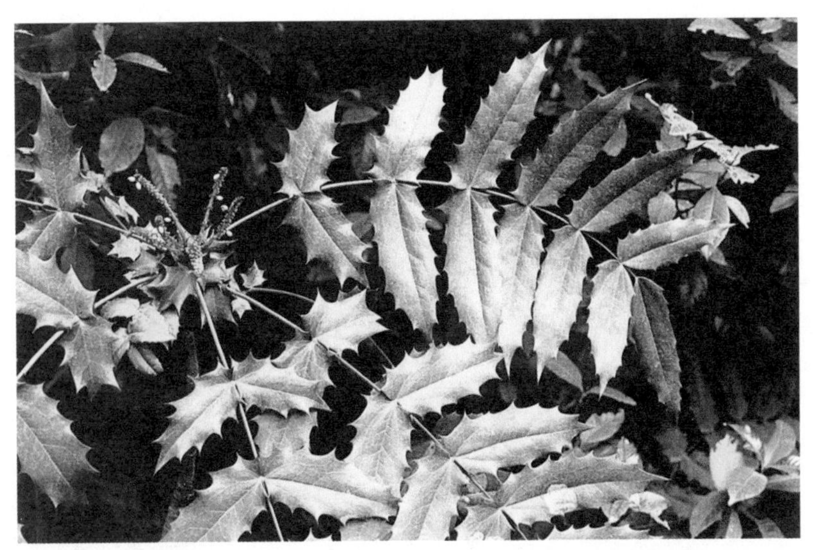

由近顶端的芽鳞腋内抽出，通常数枚至数十枚呈簇生状，萼片6片；花瓣6片，倒卵形；雄蕊6枚，花药瓣裂。浆果长8～10 mm，卵圆形，成熟时蓝黑色，有白粉，内含种子3～4粒。花期8～10月，果期3～4月。

▶**生境分布** 生于山坡灌木丛、山谷林下、林边、溪边。分布于我国陕西、河南、甘肃、浙江、江西、安徽、福建、湖北、湖南、广东、广西、海南、四川、云南、贵州等省（区）。

▶**采收加工** 全年可采收，洗净，趁鲜切片，晒干。用时洗净，切碎。

▶**性味功效** 苦，寒。清热解毒，化痰利湿。

▶**用量** 10～15 g。

▶**验方** 1. 慢性肝炎：功劳木、车前草各12 g，鸡骨草、鸡眼草各10 g。水煎服，连服7日见效。

2. 湿热黄疸：①功劳木20 g，茵陈15 g。水煎服。②功劳木、一枝黄花、铺地蜈蚣（垂穗石松）各10 g。水煎服。

3. 黄疸肝炎：①功劳木25 g，茵陈蒿、天胡荽、三颗针根各15 g。

水煎服。②功劳木、地耳草、茵陈蒿各15 g。水煎服。③功劳木、三颗针根各15 g，栀子10 g。水煎服。④功劳木、溪黄草各15 g。水煎服。

石 上 柏

►**来源** 卷柏科植物薄叶卷柏 *Selaginella delicatula*（Desv.）Alston 的全草。

►**形态** 多年生草本，全株无毛。主茎直立，基部生根，高10～30 cm，茎顶干后为棕黄色。叶疏生，二至三回羽状分枝；侧叶长圆形，两侧略不等，上缘略有细锯齿，下缘全缘，向两侧平展；中叶斜卵状长圆形，渐尖，边全缘。孢子囊穗单生枝顶；孢子叶卵状三角形，龙骨状，渐尖头，边全缘。孢子囊近圆形。孢子期夏、秋季。

►**生境分布** 生于林下阴湿的石上。分布于我国浙江、江苏、江西、安徽、福建、台湾、湖北、湖南、广东、广西、海南、云南、

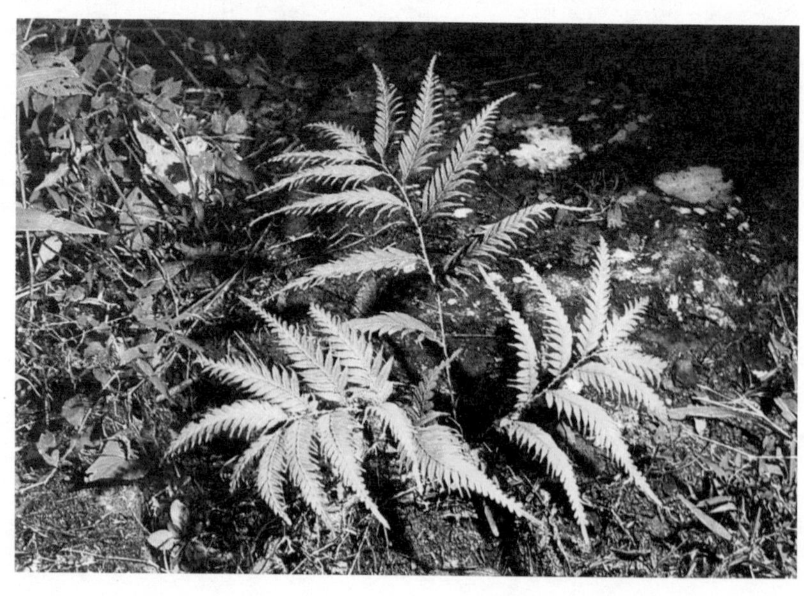

四川、贵州等省（区）；越南、缅甸、印度、印度尼西亚等地也有分布。

▶**采收加工** 全年可采收，除去杂质，晒干。用时洗净，切碎。

▶**性味功效** 淡、苦，寒。清热解毒，利湿。

▶**用量** 10～30 g。

▶**验方** 1. 急性黄疸型肝炎：①石上柏、凤尾草各30 g。水煎服。②石上柏30 g，鸡眼草、马兰草（路边菊）、酢浆草各15 g。水煎服。便秘加虎杖根（或大黄）10 g，转氨酶下降慢加五味子10 g（生用捣碎）吞服，或加鲜垂盆草120 g水煎服。③石上柏、鸡眼草、马兰草、地耳草、广金钱草各30 g。水煎服。

2. 急性黄疸型肝炎、无黄疸型肝炎、迁延性肝炎：石上柏30 g，鸡眼草15 g，马兰草10 g。水煎加白糖调服。

3. 肝硬化腹水：石上柏、半枝莲、紫金牛、半边莲各15 g，鬼针草、野葡萄根、大枣各30 g，白茅根120 g。水煎服。

北 豆 根

▶**来源** 防已科植物蝙蝠葛 *Menispermum dahuricum* DC. 的根茎。

▶**形态** 多年生落叶草质藤本。根状茎粗壮圆柱形，垂直生长，黄棕色或棕褐色。茎光滑无毛。单叶互生；叶片圆肾形，长5～16 cm，宽5～14 cm，边缘有3～7角形或浅裂，两面均无毛，下面灰绿色；叶柄长5～15 cm，盾状着生。花小，黄绿色或淡黄色，雌雄异株；圆锥花序腋生；雄花萼片4～8片；花瓣6～8片；雄蕊通常12枚，花药4室；雌花外形与雄花相似。核果扁球形，成熟时紫黑色，无毛。花期5～7月，果期8～9月。

▶**生境分布** 生于山地路边、林边、沟边灌木丛、石砾沙地。分布于我国黑龙江、辽宁、吉林、内蒙古、山西、甘肃、宁夏、陕西、新疆、河北、河南、山东、浙江、江西、安徽、江苏、湖北、湖南等

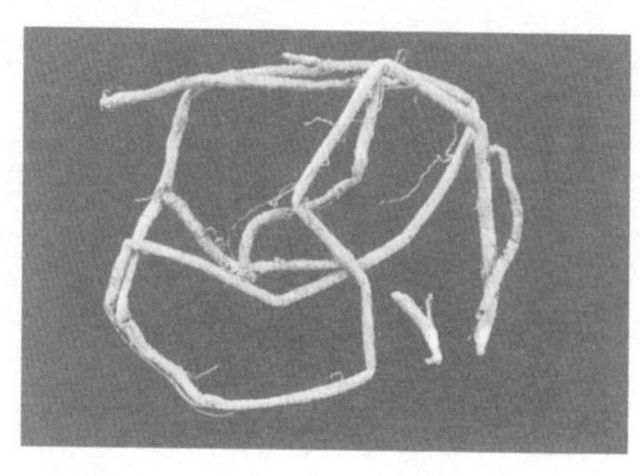

省（区）；日本、朝鲜、俄罗斯等地也有分布。

▶采收加工 春、秋季采收，除去杂质，晒干。用时洗净，切片。

▶性味功效 苦，寒；有小毒。清热解毒，通便，利尿，消肿止痛。

▶用量 6～12 g。

▶验方 急性黄疸型肝炎：①北豆根12 g，栀子、柴胡各10 g，甘草6 g。水煎服。②北豆根30 g。水煎服。③北豆根10 g，地耳草、叶下珠各30 g。水煎服。④北豆根10 g，溪黄草、鸡骨草各15 g。水煎服。⑤北豆根12 g，茵陈蒿、栀子各15 g。水煎服。⑥北豆根10 g，板蓝根、茵陈蒿各15 g。水煎服。

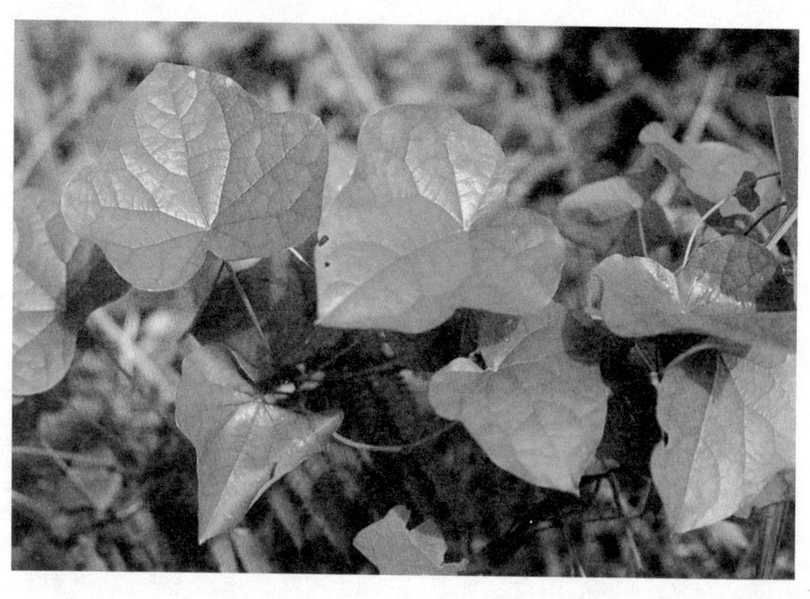

北江功劳木

▶**来源** 小檗科植物北江十大功劳 *Mahonia fordii* Schneid. 的茎、根。

▶**形态** 常绿灌木，高1～2 m。茎无刺，少分枝，茎及根的断面黄色。单数羽状复叶互生，有小叶1～3对，最下方1对小叶距叶柄基部4 cm以上；小叶片近等大，椭圆形或卵状披针形，长8～13 cm，宽2.5～6 cm，边缘全缘或近顶端有2～4枚刺状小齿，两面均无毛，网脉不明显。花黄色，直径约15 mm；总状花序由近茎顶的芽鳞腋内抽出，通常4～8枝聚生茎端，长5～10 cm；萼片6片；花瓣6片；雄蕊6枚，花药瓣裂。浆果近球形，长6～7 mm，蓝黑色，有白粉，内含种子1～2粒。花、果期在秋、冬季。

▶**生境分布** 生于沟边、山谷林下、灌木丛中。分布于我国广东、广西、海南、湖南等省（区）。

▶**采收加工** 全年可采收，趁鲜切片，晒干。用时洗净，切碎。

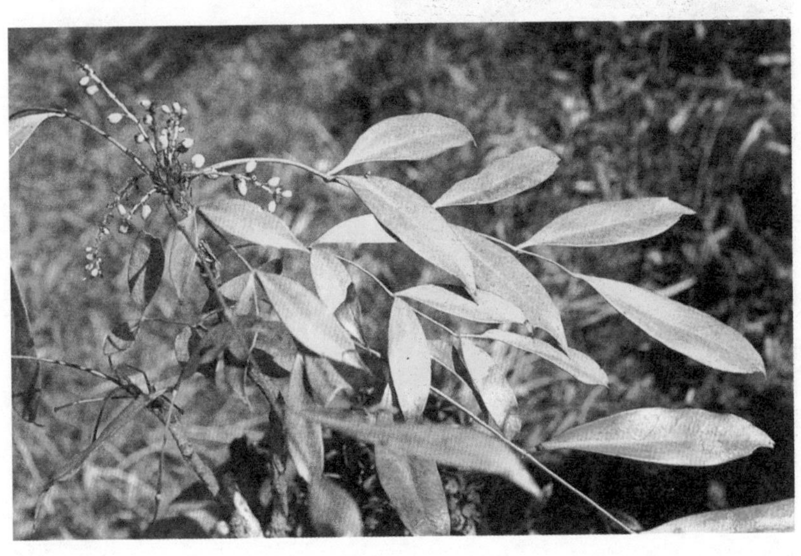

▶**性味功效**　苦，寒。清热燥湿，泻火解毒。

▶**用量**　10～15 g。

▶**验方**　急性黄疸型肝炎：①北江功劳木、地耳草、茵陈蒿各30 g。水煎服。②北江功劳木、栀子、虎杖根各15 g，鬼针草30 g。水煎服。③北江功劳木、雀梅藤根、赛葵各30 g。水煎服。④北江功劳木、溪黄草各15 g，叶下珠30 g。水煎服。⑤北江功劳木15 g，三叶香茶菜、鹰不扑各30 g。水煎服。

叶下珠

▶**来源**　大戟科植物叶下珠 *Phyllanthus urinaria* L. 的全草。

▶**形态**　一年生直立草本。茎上部有1列疏短柔毛。单叶互生，因叶柄扭转而呈羽状排列；叶片长圆形或倒卵形，长0.5～1.5 cm，宽2～5 mm，边缘全缘，上面无毛，下面边缘有1～3列短粗毛；叶柄极短；托叶卵状披针形。花小，黄绿色，雌雄同株；无花瓣；雄花2～4朵簇生于叶腋；萼片6片；雄蕊3枚，花丝合生成柱状；雌花单朵生于叶腋；萼片6片；花柱分离。蒴果圆球形，直径约2 mm，近于无梗，表面有鳞片状小突刺或疣状小突起。花期4～6月，果期7～11月。

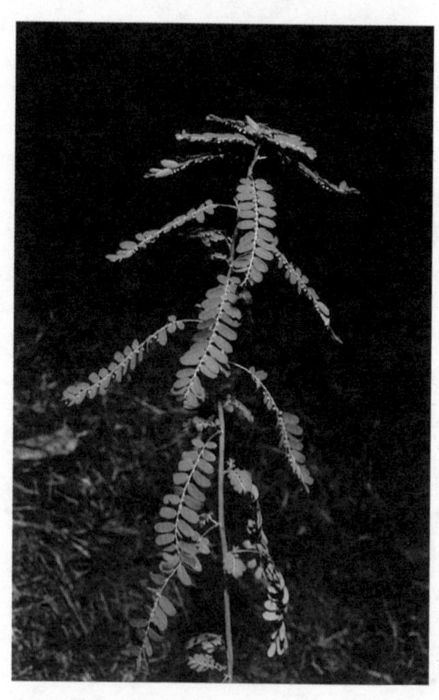

▶**生境分布**　生于空旷平地、园边、路边、耕地、旱田、

村边、草地。分布于我国浙江、江苏、江西、安徽、山东、山西、陕西、河北、河南、福建、台湾、湖南、湖北、广东、广西、海南、贵州、云南、四川等省（区）；中南半岛、印度、斯里兰卡、马来西亚、印度尼西亚及南美各地也有分布。

▶**采收加工** 夏、秋季采收，除去杂质，晒干。用时洗净，切段。

▶**性味功效** 微苦、甘，凉。清肝火，除湿热，利水解毒。

▶**用量** 15～30 g。

▶**验方** 1. 黄疸型肝炎：①鲜叶下珠60 g。水煎服。连服7日。②叶下珠、地耳草各30 g，鸡骨草、茵陈蒿各15 g，栀子10 g。水煎冲糖服。

2. 小儿肝热：鲜叶下珠20 g，冬瓜糖酌量。水煎服。

3. 急性黄疸型肝炎：①叶下珠、半边莲各30 g，马鞭草50 g。水煎服。②叶下珠、溪黄草、广金钱草各30 g。水煎服。

白　英

▶**来源** 茄科植物白英 *Solanum lyratum* Thunb. 的全草。

▶**形态** 多年生草质藤本。茎及嫩枝密生长柔毛。单叶互生；叶片卵形或卵状披针形，长3～8 cm，宽2.5～4 cm，基部通常3～5裂或少数全缘，裂片边缘全缘，中裂片较大，侧裂片越近基部的越小，两面均有长柔毛；叶柄有长柔毛。花白色或淡紫色，直径约1 cm；聚伞花序顶生或腋外生，总花梗有长柔毛；花萼5裂；花冠5深裂；雄蕊5枚，花药顶孔开裂。浆果球形，成熟时红黑色，直径约8 mm。种子多数，盘状扁平。花期7～9月，果期8～11月。

▶**生境分布** 生于山谷草地、山坡较阴湿灌木丛中、林边、田边、路边。分布于我国陕西、甘肃、山西、河南、山东、江苏、浙江、江西、安徽、福建、台湾、湖北、湖南、广东、广西、海南、四川、贵州、云南等省（区）；中南半岛及朝鲜、日本等地也有分布。

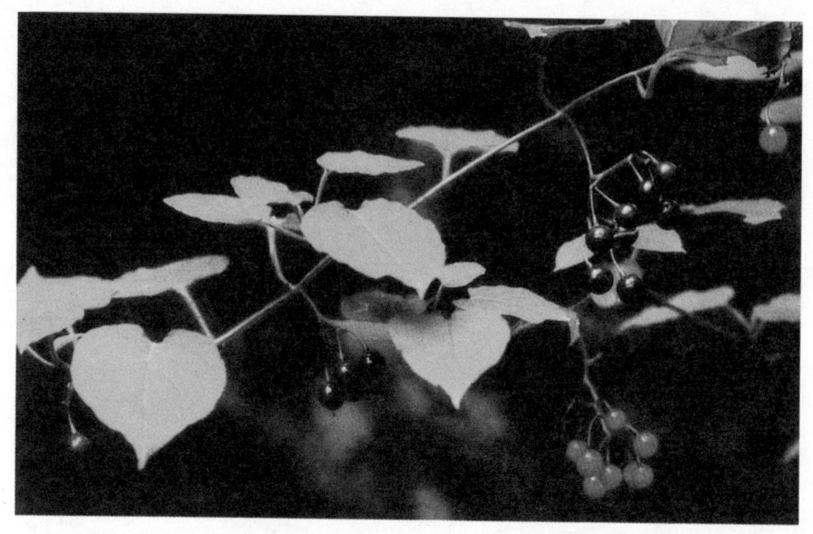

▶**采收加工** 夏、秋季采收，除去杂质，晒干。用时洗净，切碎。

▶**性味功效** 甘、苦，寒；有小毒。清热利湿，解毒消肿。

▶**用量** 10～15 g。

▶**禁忌** 体虚无湿热者忌服。

▶**验方** 1. 黄疸型肝炎：①白英30 g，阴行草15 g。水煎加白糖调服。②白英60 g。水煎加白糖调服。③白英、茵陈各30 g。水煎服。④白英、茵陈各30 g，栀子、黄柏各10 g。水煎加冰糖适量调服。⑤白英、天胡荽各30 g，虎刺根15 g。水煎服。⑥白英、马蹄金、三白草根各15 g。水煎服。

2. 肝硬化腹水：①白英根30 g，猪肝适量。加水炖熟，吃肝喝汤。②鲜白英100 g。水煎服。③白英、车前草、爵床各30 g，鲫鱼120 g（去肠杂）。水炖服。④白英根15 g，半边莲、广金钱草各30 g。水煎服。

白 药 子

►**来源**　防己科植物金线吊乌龟 *Stephania cepharantha* Hayata 的块根。

►**形态**　多年生草质落叶藤本。块根团块状或近圆锥状，外皮棕褐色，有许多点状突起，埋入土中。茎光滑无毛。单叶互生；叶片三角状扁圆形或近圆形，长2～6 cm，宽2.5～6.5 cm，边缘全缘或浅波状，两面均无毛；叶柄细长，盾状着生。花淡绿色；雌雄花序形状相同，均为头状花序，腋生，花序梗顶端有盘状花托；雄花萼片6片；花瓣通常3片或4片，里面通常有腺体；雄蕊合生成盾状的聚药雄蕊，花药通常4个；雌花萼片通常1片；花瓣2片。核果阔倒卵形，成熟时红色。花期4～5月，果期6～7月。

►**生境分布**　生于林边、沟边、村边旷野。分布于我国陕西、浙

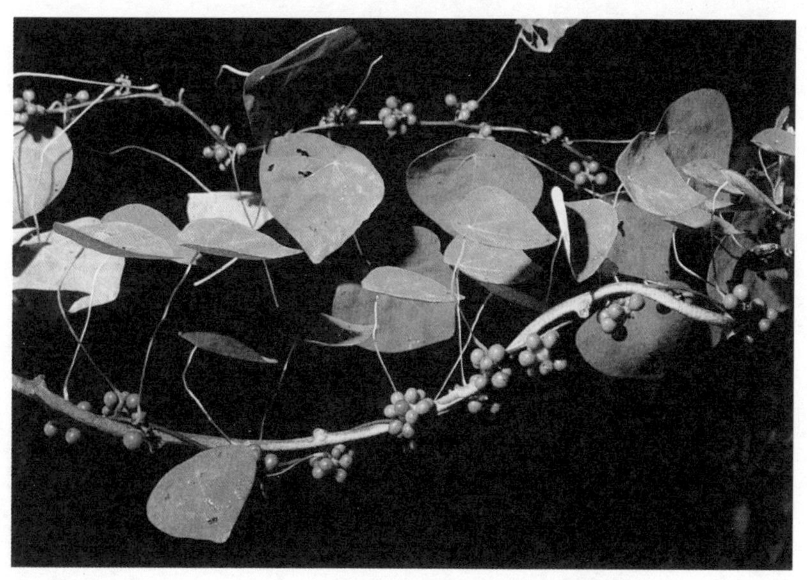

江、江苏、江西、安徽、福建、台湾、湖南、广东、广西、海南、四川、云南、贵州等省（区）。

▶采收加工 夏、秋季采收，除去须根，趁鲜切片，晒干。用时洗净，切碎。

▶性味功效 苦，寒。清热解毒，行气利水。

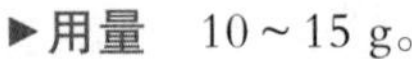

▶用量 10～15 g。

▶禁忌 本品用量过大会引起头晕、恶心、呕吐等副作用。

▶验方 1. 肝硬化腹水：①白药子10 g（用米糠炒制），白花蛇舌草、地耳草、排钱草根各30 g。水煎服。②白药子10 g（用米糠炒制），白花蛇舌草、丹参、瓜子金、金钱草（或广金钱草）各30 g，车前子15 g。水煎服。

2. 急性黄疸型肝炎：白药子10 g，溪黄草、地耳草、叶下珠各15 g。水煎服。

白背叶根（白吊粟根）

▶来源 大戟科植物白背叶 *Mallotus apelta*（Lour.）Muell.-Arg. 的根。

▶形态 灌木。根粗壮，表皮红褐色。嫩枝、叶柄、花序均密生淡黄色星状柔毛。单叶互生；叶片卵形或阔卵形，长和宽均6～16 cm，边缘全缘或有波状锯齿，有时3浅裂，干后上面黄绿色或暗绿色，无毛或有疏毛，下面有灰白色星状柔毛，散生橙黄色颗粒状腺体，基部近叶柄处有褐色斑状腺体2个；叶柄长5～15 cm；有托叶。花雌雄异株，无花瓣；雄花序为开展圆锥花序状或穗状，长15～30 cm；

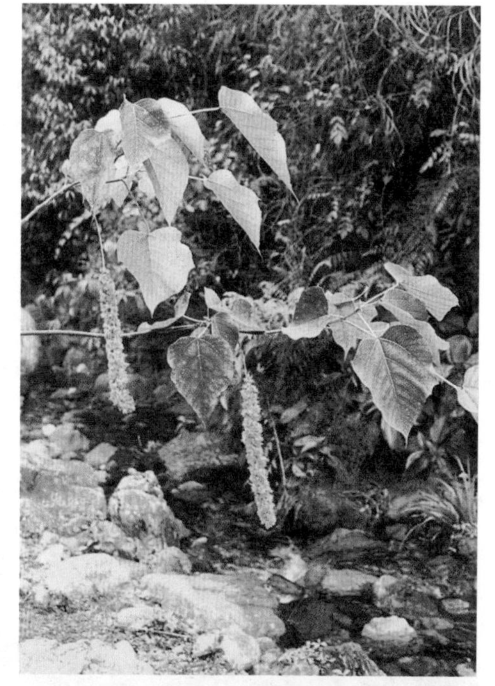

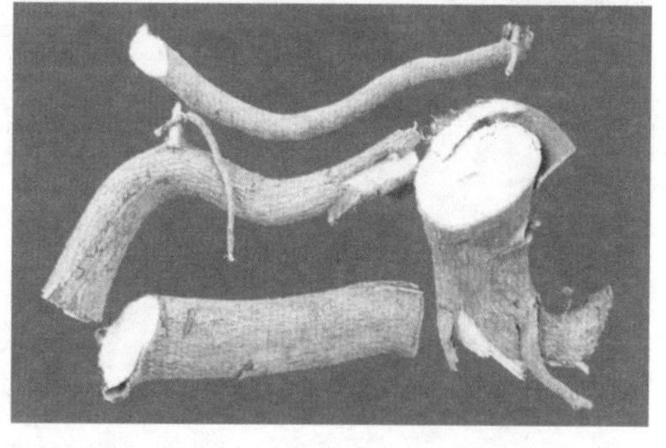

雄花花萼4裂；雄蕊多数；雌花序穗状，长15～30 cm。蒴果近球形，密生灰白色星状毛的软刺，软刺线形，长5～10 mm。花期6～9月，果期8～11月。

▶**生境分布**　生于山坡、山脚向阳处、林边、路边、沟边、灌木丛中、荒地上。分布于我国江西、福建、湖南、广东、广西、海南、云南等省（区）；越南等地也有分布。

▶**采收加工**　全年可采收，洗净，趁鲜切片，晒干。用时洗净，切碎。

▶**性味功效**　微涩、微苦，平。清热利湿，健脾，收敛。

▶**用量**　15～30 g。

▶**验方**　1. 慢性肝炎：①鲜白背叶根60 g。水煎调糖服。②白背叶根100 g，猪骨适量（打碎）。水煎服。③白背叶根100 g，地耳草30 g，猪骨120 g（打碎）。煲服。④白背叶根、排钱草根各30 g，豆豉姜15 g。水煎服。

2. 慢性肝炎，肝脾肿大：白背叶根15 g，鹰不扑根、桃金娘根各30 g。水煎服。

白花蛇舌草

►**来源** 茜草科植物白花蛇舌草 *Hedyotis diffusa* Willd. 的全草。

►**形态** 一年生披散小草本。茎纤细圆柱形，无毛。单叶对生，无柄；叶片条形，长1～3 cm，宽1～3 mm，边缘全缘，两面均无毛，仅有1条中脉；托叶基部合生，长1～2 mm，顶端芒尖。花小，白色，单朵或成对生于叶腋，花梗长2～10 mm；萼管球形，顶部4裂；花冠管形，顶部4裂；雄蕊4枚；花柱顶部2裂。蒴果小，扁球形，直径约2.5 mm，顶部有宿存的萼裂片。花期6～8月，果期7～11月。

►**生境分布** 生于空旷路边湿草地、田边、沟边、园边。分布于我国浙江、江苏、江西、安徽、福建、台湾、湖北、湖南、广东、广西、海南、贵州、四川、云南等省（区）；亚洲热带地区也有分布。

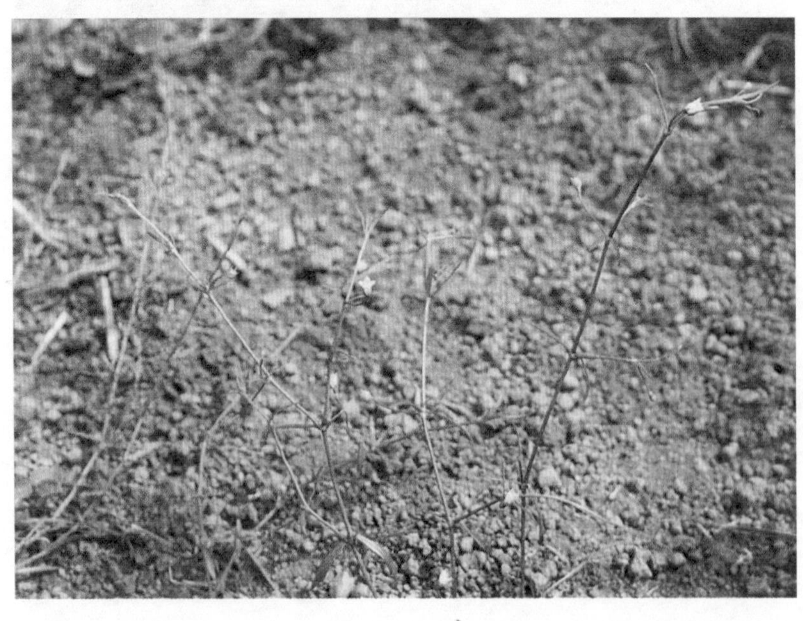

▶**采收加工**　夏、秋季采收，除去杂质，晒干。用时洗净，切短段。

▶**性味功效**　甘、淡，凉。清热解毒，利尿消肿。

▶**用量**　15 ~ 30 g。

▶**验方**　1. 肝炎：白花蛇舌草60 g，鸡骨草30 g。水煎服。

2. 肝硬化腹水：白花蛇舌草、五指毛桃根各30 g，半边莲、露兜簕白色嫩叶（或根）各15 g。水煎服。

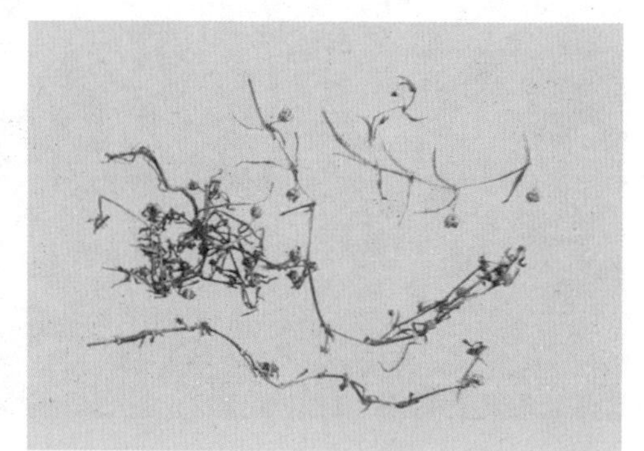

3. 慢性肝炎，早期肝硬化：白花蛇舌草、鹰不扑（黄毛楤木根）、六月雪根各30 g，独脚金15 g，丹参、卷柏各10 g，甘草6 g。水煎服。

4. 急性黄疸型肝炎：白花蛇舌草30 g，溪黄草、茵陈蒿各15 g。水煎服。

半边莲

▶**来源**　桔梗科（或半边莲科）植物半边莲 *Lobelia chinensis* Lour. 的带根全草。

▶**形态**　多年生小草本，高5 ~ 15 cm，全株无毛，新鲜时折断有乳状汁液。茎平卧，无毛，节上生根。单叶互生，无柄或近无柄；叶片条形或椭圆状披针形，长8 ~ 25 mm，宽2 ~ 6 mm，边缘全缘或顶部有锯齿，两面均无毛。花淡紫色、粉红色或白色，单朵生于上部叶腋；花萼筒无毛，5裂；花冠5裂，裂片全部平展于下方，呈1个平面，裂片几乎同形；雄蕊5枚，花丝中部以上全部连合，未连合的花丝侧面有毛，花丝筒无毛，花药合生，仅下面2花药顶端有髯毛。蒴果倒锥

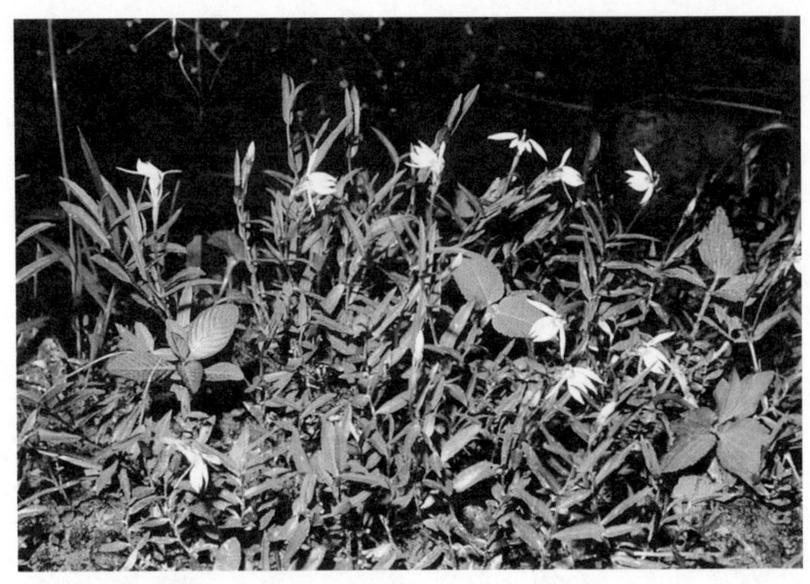

状，内含多数种子。花、果期5～10月。

▶**生境分布** 生于潮湿草地、田边、沟边，常成片生长。分布于我国浙江、江苏、江西、安徽、福建、台湾、湖北、湖南、广东、广西、海南、四川、贵州、云南等省（区）；越南、印度、朝鲜、日本等亚洲其他国家也有分布。

▶**采收加工** 夏、秋季采收，除去杂质，晒干。用时洗净，切段。

▶**性味功效** 辛，平。清热解毒，利尿消肿。

▶**用量** 10～30 g。

▶**验方** 1. 黄疸水肿（阳性实症，小便不利者）：半边莲、白茅根各30 g。水煎调白糖服。

2. 肝硬化：半边莲30 g。水煎当茶喝，连服30日。

3. 肝硬化腹水：①半边莲60 g。水煎服，连服30日。②半边莲、马蹄金各30 g，马鞭草15 g，大枣10枚。水煎服，连服30日。

半枝莲

▶**来源**　唇形科植物半枝莲 *Scutellaria barbata* D. Don 的全草。

▶**形态**　多年生草本。茎基部平卧地面，上部直立，四方形，无毛或上部被紧贴短柔毛。单叶对生；叶片卵形或卵状披针形，长1～3 cm，宽0.5～1 cm，边缘有浅钝齿，两面沿脉被短柔毛或无毛；叶柄短或近无柄。轮伞花序生于上部叶腋，有花2朵，偏向一侧，花紫蓝色，花萼二唇形，长约2 mm；花冠二唇形，长9～13 mm；雄蕊4枚，花丝下部被毛。小坚果扁球形，有小瘤状突起。花期4～5月，果期5～7月。

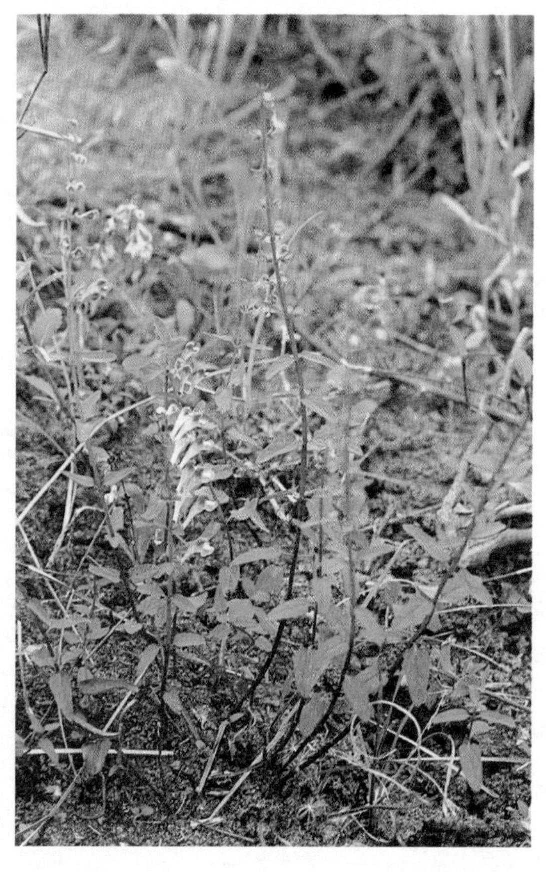

▶**生境分布**　生于沟边、水田边、湿草地。分布于我国陕西、河北、河南、山东、江苏、安徽、浙江、江西、福建、台湾、湖北、湖南、广东、广西、海南、四川、云南、贵州等省（区）；印度至中南

半岛、日本等地也有分布。

►**采收加工** 夏、秋季采收带根全草，洗净，晒干。用时洗净，切段或切碎。

►**性味功效** 辛、苦，寒。清热解毒，利尿化瘀。

►**用量** 15～30 g。

►**禁忌** 孕妇慎服。

►**验方** 1. 急性黄疸型肝炎：①鲜半枝莲、鲜溪黄草、栀子根各30 g。水煎服。②半枝莲、赛葵各30 g。水煎服。

2. 肝炎：①半枝莲15 g，大枣5个。水煎服。②半枝莲、茵陈、虎杖根、剑叶凤尾蕨（或凤尾草）各30 g，马蹄金、紫金牛、蒲公英、翠云草各15 g。水煎服。

3. 肝硬化腹水：①半枝莲30 g。开水泡，代茶饮。②半枝莲、马蹄金、金钱草各30 g。水煎服。

4. 早期肝癌：半枝莲、白花蛇舌草各60 g。水煎服。

5. 肝炎肝脏肿大，肝区疼痛：半枝莲30 g，大枣10个。水煎服，连服30日。

地丁草（犁头草）

►**来源** 堇菜科植物长萼堇菜 *Viola inconspicua* Bl. 的全草。

►**形态** 多年生矮小草本。根状茎粗壮，长1～2 cm，粗2～8 mm，白色。无地上茎。叶基生，成莲座状；叶片三角形、三角状卵形或三角状披针形，长2～6 cm，宽1.5～4 cm，最宽处在叶基部，边缘有钝锯齿，两面通常无毛，先端钝或短尖，基部宽心形，两侧有明显的耳状垂片；叶柄长2～7 cm，无毛，有狭翅；托叶3/4与叶柄合生。花紫色或淡紫色，花梗通常与叶等长或略长，单朵生于叶腋；花萼5片，基部延伸长约3 mm；花瓣5片，下面1片基部有角状距；雄蕊5枚，其下2枚基部有附属物延伸入瓣距内。蒴果长圆形，无毛。花、果

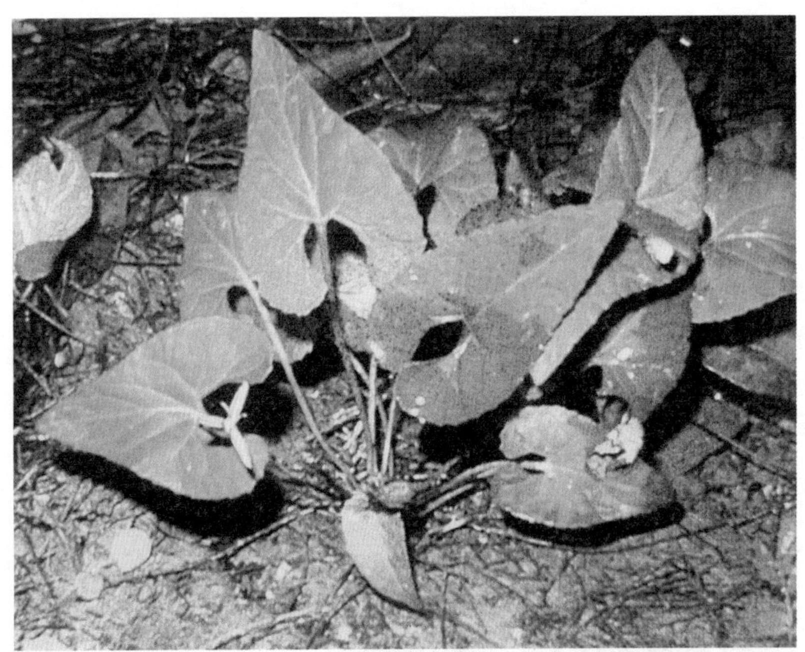

期3～11月。

▶生境分布 生于湿润的沟边、荒地、草地、路边、田边。分布于浙江、江苏、安徽、江西、福建、台湾、湖北、湖南、广东、广西、海南等省（区）。

▶采收加工 夏、秋季采收，除去杂质，晒干。用时洗净，切碎。

▶性味功效 苦、微辛，寒。清热祛湿，凉血解毒。

▶用量 15～30 g。

▶验方 1. 黄疸型肝炎：①地丁草、虎杖根各60 g。共研末，日服3次，每次3 g，开水冲服。②地丁草、鸡眼草各60 g，虎杖根30 g。水煎服，连服5～15日。

2. 急性黄疸型肝炎：①地丁草30 g，茵陈15 g。水煎服。②地丁草30 g，溪黄草、地耳草、栀子各15 g。水煎服。③地丁草30 g，雀梅藤根、鹰不扑各15 g。水煎服。

地 耳 草（田基黄、小田基黄）

▶**来源**　藤黄科（或金丝桃科）植物地耳草 *Hypericum japonicum* Thunb. ex Murray 的全草。

▶**形态**　一年生小草本，全株无毛。茎四棱形，散生淡色腺点。单叶对生，无柄；叶片卵形或卵状三角形、长椭圆形，长3～15 mm，宽2～10 mm，边缘全缘，两面无毛，下面散生黑色小斑点。花黄色，直径4～8 mm；聚伞花序顶生或有时腋生；萼片5片，有腺条纹；花瓣5片；雄蕊多数，不成束，不规则排列；花柱3枚。蒴果长圆形。花期3～8月，果期6～10月。

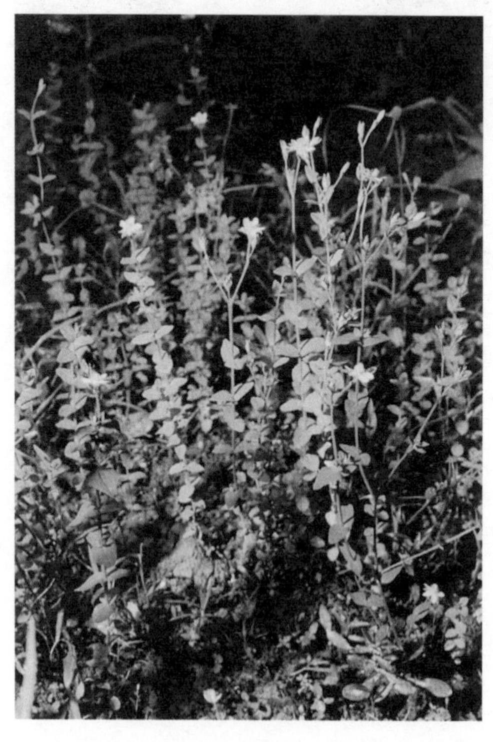

▶**生境分布**　生于向阳湿润的田边、沟边、路边、草地、耕地、荒地。分布于中国浙江、江西、江苏、安徽、福建、台湾、湖北、湖南、广东、广西、海南、贵州、四川、云南、辽宁、山东等省（区）；朝鲜、日本、印度、尼泊尔、斯里兰卡、缅甸、印度尼西亚、新西兰、澳大利亚、美国的夏威夷等地也有分布。

▶**采收加工**　春、夏季花开时采收，除去杂质泥沙，晒干。用时洗净，切段。

►**性味功效** 苦、辛，平。清热利湿，消肿解毒。

►**用量** 10～30 g。

►**验方** 1. 黄疸型肝炎：①地耳草、鸡骨草、广金钱草（或金钱草）各30 g。水煎服。②地耳草、马鞭草、车前草各30 g，栀子、天胡荽各10 g。水煎服。③地耳草60 g。水煎，调少量糖服，连服15日为1个疗程。④地耳草、车前草各15 g，白茅根、栀子各12 g。水煎服。⑤地耳草、鸡骨草、栀子各30 g。煲猪骨服。⑥地耳草60 g，积雪草15 g，猪骨500 g。水煎服。⑦地耳草30 g，大金不换草（紫背金牛）15 g。水煎服。⑧地耳草、阴行草、地桃花根各30 g，栀子根、黄毛耳草各15 g。水煎服。⑨地耳草30 g，鸡骨草、茵陈蒿各15 g，栀子10 g，陈皮6 g，甘草5 g。水煎服，连服30日。⑩地耳草、虎杖根各15 g。水煎服。

2. 慢性肝炎：地耳草60 g，大枣（红枣）30 g，两面针、鸡血藤各10 g。水煎服。

3. 黄疸型肝炎，无黄疸型肝炎，迁延型和慢性肝炎：地耳草、阴行草、黄毛耳草、栀子根各15 g。水煎服。

4. 黄疸肝痛：地耳草、马兰草各20 g，六月雪根30 g。水煎调糖服，或加虎刺根20 g同煎服。

地胆草（草鞋根）

►**来源** 菊科植物地胆草 *Elephantopus scaber* L. 的全草。

►**形态** 多年生草本。根状茎平卧或斜升。茎直立，二歧分枝，有贴生的长硬毛。单叶，基生叶莲座状，花期生存，叶片匙形或倒披针状匙形，长5～18 cm，宽2～4 cm，边缘有钝锯齿，两面均有长硬毛，下面毛较密，有腺点，茎生叶少，极小。花淡紫红色或淡红色，全为管状花；头状花序生于枝顶或排成伞房状；总苞圆柱形，总苞片2层，有毛；花冠管状，5裂；雄蕊5枚，花药合生。瘦果长圆形，有短

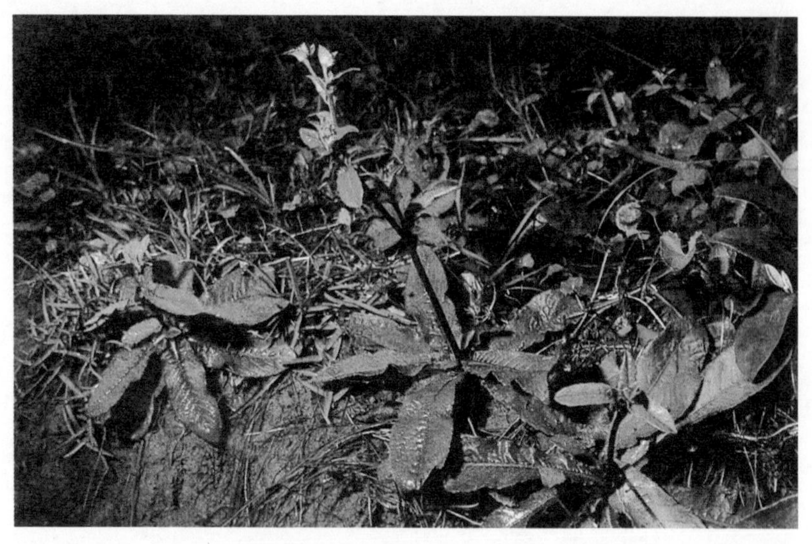

柔毛，顶端有5～6条刚毛。花、果期7～11月。

▶**生境分布** 生于旷野山坡、草地、荒地、耕地、路边、村边、沟边、林边、谷地。分布于我国浙江、江西、福建、台湾、湖南、广东、广西、海南、贵州、云南等省（区）；亚洲、美洲、非洲各热带地区也有分布。

▶**采收加工** 夏、秋季采收，洗净，晒干。用时洗净，切段。

▶**性味功效** 苦，寒。清热祛湿，解毒利尿。

▶**用量** 15～30 g。

▶**禁忌** 孕妇慎用。

▶**验方** 1. 急性肝炎：鲜地胆草60 g，鲜丁癸草（或鸡眼草）80 g。水煎服。

2. 肝硬化腹水：①鲜地胆草60 g，瘦猪肉60 g（或墨鱼1条）。水炖服。②地胆草研粉30 g，鸡蛋1个，共调匀煎熟，分2次，用茯苓、党参各15 g，当归10 g煎汤送服。

3. 黄疸型肝炎：地胆草30 g，茵陈蒿、栀子、溪黄草各15 g。水煎服。

尖叶功劳木（功劳木）

►**来源** 小檗科植物尖叶十大功劳 *Mahonia oiwakensis* Hayata 的茎、根。

►**形态** 常绿灌木，高1～3 m。茎无刺，少分枝，茎及根的断面黄色。单数羽状复叶互生，有小叶7～27对，最下方1对小叶距叶柄基部1～2 cm；小叶片长卵形或披针形，长4～7 cm，宽1.5～3 cm，先端渐尖有锐刺，基部截形，基出3脉，边缘有3～5枚刺齿，两面均无毛。花黄色；总状花序由近茎顶的芽鳞腋内抽出，通常3～5枝聚生茎端；萼片9片；花瓣6片，顶端有浅裂；雄蕊6枚，花药瓣裂。浆果球形，成熟时紫蓝色，有白粉。花、果期在秋、冬季。

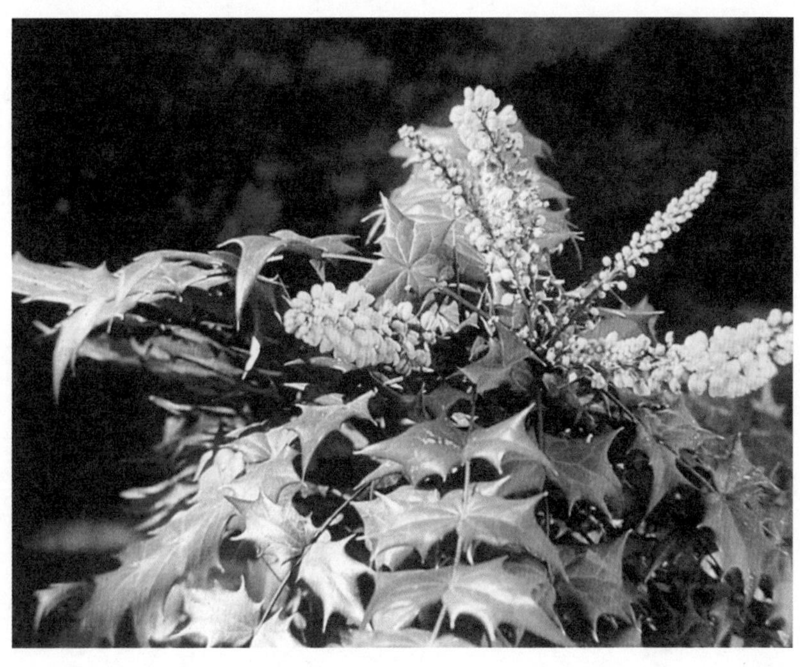

►**生境分布** 生于山地灌木丛中、沟边、路边或栽培。分布于香港、台湾、广东等地。

►**采收加工** 全年可采收，趁鲜切片，晒干。用时洗净，切碎。

►**性味功效** 苦，寒。清热解毒。

►**用量** 10～15 g。

►**验方** 1. 黄疸型肝炎：①尖叶功劳木30 g，栀子、茵陈蒿、天胡荽各15 g。水煎服。②尖叶功劳木30 g，茵陈蒿15 g。水煎服。③尖叶功劳木、铺地蜈蚣、一枝黄花各15 g。水煎服。

2. 急性黄疸型肝炎：①尖叶功劳木、溪黄草各15 g，车前草30 g。②尖叶功劳木15 g，地耳草、叶下珠、广金钱草各30 g。水煎服。③尖叶功劳木15 g，鸡骨草、三叶香茶菜各30 g。水煎服。

阴行草（北刘寄奴）

►**来源** 玄参科植物阴行草 *Siphonostegia chinensis* Benth. 的全草。

►**形态** 一年生直立草本，高30～70 cm。茎圆柱形，有棱和短柔毛，干后黑色。叶对生，长1.2～4 cm，宽0.8～2 cm，有短柄；叶片羽状深裂，有裂片3～4对，裂片条形，宽1～2 mm，边缘有不整齐锯齿，两面均有腺毛和短伏毛。花黄色或上部紫红色，下部黄色，长2～2.5 cm，单朵生于枝上部叶腋，密集成总状花序；花柄极短，有小苞片1对；花萼筒长1～1.5 cm，有10条纵棱，上部5齿裂；花冠长2～2.5 cm，5裂成2唇形，上唇背部有长柔毛；雄蕊4枚。蒴果圆筒状；长约1.5 cm，有纵棱，包藏于宿存萼筒内。种子多数，黑色。花、果期在夏、秋季。

►**生境分布** 生于山坡草丛、林边、草地。分布于我国各省（区）；朝鲜、日本、俄罗斯远东地区也有分布。

►**采收加工** 夏、秋季采收，除去杂质，晒干。用时洗净，切段。

►**性味功效** 苦，寒。清热利湿。

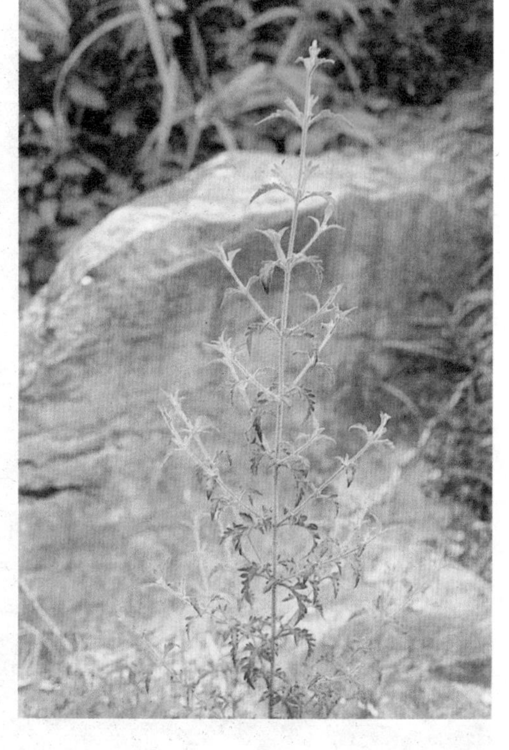

▶**用量** 15～30 g。

▶**禁忌** 孕妇忌服。

▶**验方** 1. 湿热黄疸：①阴行草30 g。水煎服。②阴行草、茵陈蒿各30 g。水煎空腹凉服。

2. 急性肝炎：①阴行草15 g，水菖蒲12 g，栀子、络石藤各10 g，六月雪根、大黄各6 g。水煎服。②阴行草30 g，乌药12 g，石菖蒲6 g。水煎服。③阴行草30 g。马兰根（路边菊根）10 g。水煎服。

3. 慢性肝炎：阴行草、丹参、紫金牛、琴叶榕根、六月雪根、算盘子根、虎刺根各15 g。水煎服。

4. 急性黄疸肝炎：①阴行草、仙鹤草各30 g。水煎服。②阴行草、地耳草、江南卷柏各30 g，老萝卜根10 g。水煎服。③阴行草30 g，栀子根、六月雪根各60 g。水煎服。④阴行草、虎刺根、六月雪根各30 g，功劳木15 g，栀子、车前草各10 g。水煎服。

连 钱 草

▶**来源** 唇形科植物活血丹 *Glechoma longituba*（Nakai）Kupr 的全草。

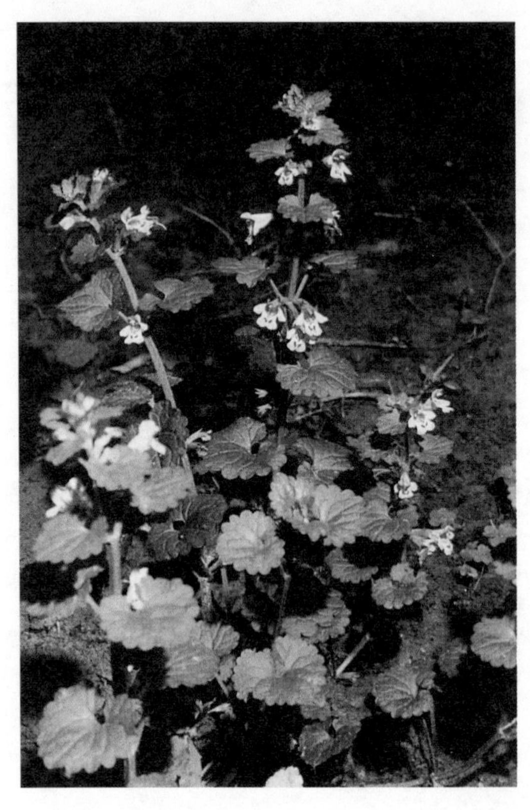

▶**形态** 多年生草本，揉烂有香气。茎四方形，伏地生长，节节生根，有短柔毛。单叶对生；叶片心形或近肾形，长1.5～2.5 cm，宽2～3 cm，基部心形，边缘有圆齿，两面均有柔毛，下面常带紫色；叶柄长为叶片的1.5倍。花紫红色或淡紫色，长1～2 cm；轮伞花序腋生，通常有花2～6朵；萼齿5枚，卵状三角形，顶端尖，边缘有毛；花冠2唇形，外面有毛，里面有深紫色斑点；雄蕊4枚，内藏。小坚果4枚，长圆状卵形，无毛。花期4～5月，果期5～6月。

▶**生境分布** 生于林边、溪边、路边阴湿处或栽培。分布于我国黑龙江、辽宁、吉林、陕西、山西、河北、河南、山东、浙江、江苏、江西、安徽、福建、台湾、湖北、湖南、广东、广西、海南、四川、云南、贵州等省（区）；朝鲜等地也有分布。

▶**采收加工** 春至秋季采收，除去杂质，晒干。用时洗净，切段。

▶**性味功效** 辛、微苦，微寒。清热解毒，利湿通淋。

▶**用量** 15～30 g。

▶**禁忌** 孕妇慎用。

▶**验方** 1. 急性黄疸型肝炎：①连钱草、马兰草各30 g。水煎调白糖服。②连钱草、茵陈蒿、地耳草各30 g，栀子15 g。水煎服。

2. 黄疸，臌胀：①连钱草30 g，白茅根、车前草、马蹄金、积雪草各15 g。水煎服。②连钱草、半边莲各30 g。水煎服。

鸡 骨 草

►**来源** 豆科（或蝶形花科）植物广东相思子 *Abrus mollis* Hance 的带根全草。

►**形态** 多年生藤本。根圆柱状，上粗下细，表皮黄棕色。茎圆柱状，有长柔毛，直径约2 mm，表皮粗糙。双数羽状复叶互生，叶柄、叶轴密生长柔毛，在叶轴顶端有1小尖头；小叶11～16对；小叶片长圆形，最上的2片常为倒卵形，长1～2.5 cm，宽0.5～1 cm，叶脉两面均不明显，边缘全缘，顶端截平而有小尖头，两面均有长柔毛，下面的柔毛较密；托叶披针形；小托叶钻形。花粉红色或淡紫色，长约1 cm；总状花序腋生，总花梗有长柔毛；花萼5齿裂；花冠蝶形；发育雄蕊9枚，花丝合生。荚果扁平长圆形，有长柔毛。种子黑色或暗褐色。花期8月，果期9月。

►**生境分布** 生于路边疏林、山谷、灌木丛中。分布于我国福建、台湾、广东、广西、海南等省（区）；中南半岛等地也有分布。

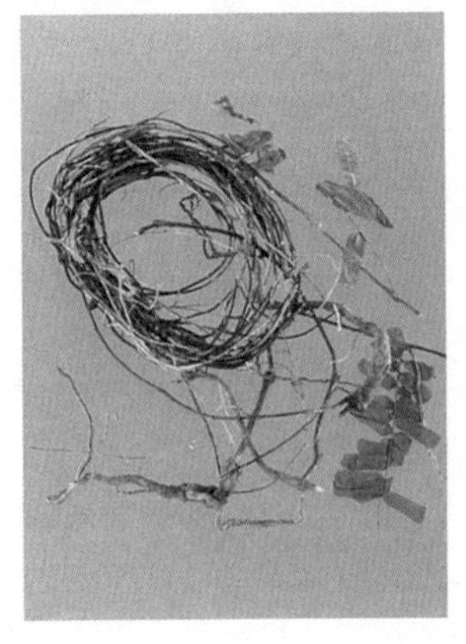

►**采收加工** 全年均可采收，除去荚果（种子有毒）及泥沙，晒干。用时洗净，切碎。

►**性味功效** 甘、微苦，凉。清热解毒，舒肝止痛。

►**用量** 15～30 g。

►**禁忌** 孕妇慎用。阴黄者忌用。

►**验方** 1. 急性黄疸型肝炎：①鸡骨

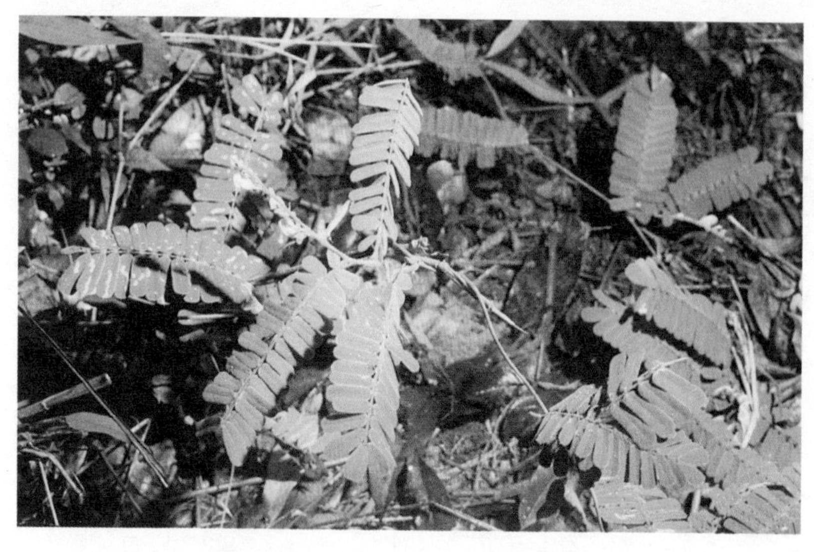

草、地耳草、茵陈各30 g，栀子15 g。水煎服。胃纳差加鸡内金15 g；发热加金银花、白花蛇舌草各30 g；浮肿加葫芦茶30 g。②鸡骨草、茵陈各15 g，地耳草30 g，栀子10 g，陈皮6 g，甘草5 g。水煎冲白糖或蜜糖适量服。③鸡骨草、栀子根各60 g，叶下珠15 g。水煎加糖服。

2. 黄疸型肝炎：①鸡骨草、地耳草、鸡眼草、车前草各10 g，栀子根12 g。水煎后去渣，加入适量红（白）糖再煮沸服。②鸡骨草、鸡眼草各25 g，车前草、大金不换各10 g。水煎服。③鸡骨草、葫芦茶各20 g，地耳草15 g，墨旱莲10 g，香附、甘草各5 g。水煎服。④鸡骨草60 g，地耳草、栀子各12 g，车前草15 g。水煎服。⑤鸡骨草60 g。水煎服。

3. 慢性肝炎：①鸡骨草60 g，猪脊骨250 g。煲水服。②鸡骨草根（蜜糖炙）30 g。煲猪肝服。③鸡骨草60 g，瘦肉60 g。煲水服。

鸡眼草（三叶人字草）

▶**来源**　豆科（或蝶形花科）植物鸡眼草 *Kummerowia striata* (Thunb.) Schneidl. 的全草。

▶**形态**　一年生平卧草本。茎和枝有倒生（向下生）的白色细毛。三出羽状复叶互生；小叶片长圆形或倒卵形，长1～2.5 cm，宽3～8 mm，先端通常圆形，边缘全缘，两面中脉和边缘有白色细毛，侧脉羽状排列整齐，两面均明显；托叶卵状长圆形，比叶柄长。花粉红色或紫红色，长约6 mm，比花萼长约1倍；单朵或2～3朵簇生于叶腋；花萼5裂；花冠蝶形；雄蕊10枚，其中9枚合生。荫果扁圆形，有毛，长3.5～5 mm，比花萼稍长或长达1倍。花期7～9月，果期8～10月。

▶**生境分布**　生于山坡、山脚、荒坡、路边、沟边、田边、沙质地或缓坡地。分布于我国黑龙江、辽宁、吉林、内蒙古、山西、河北、河南、山东、江苏、浙江、江西、安徽、福建、台湾、湖北、湖

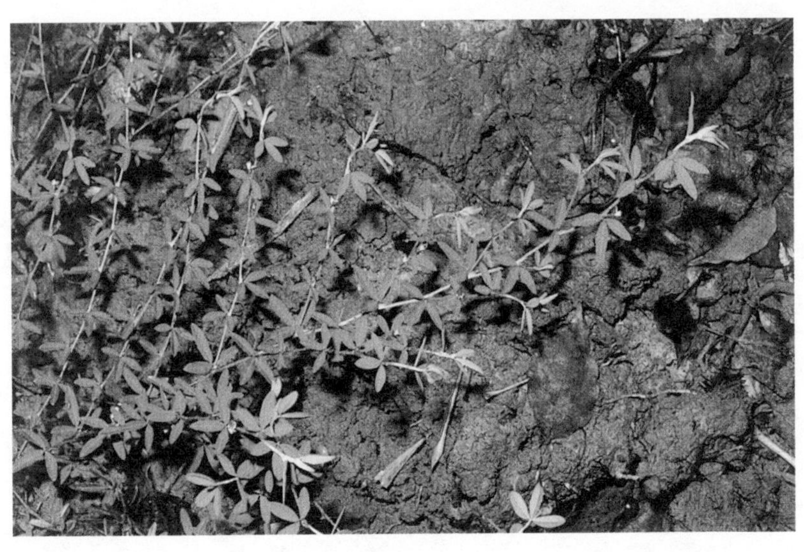

南、广东、广西、海南、四川、贵州、云南等省（区）；朝鲜、日本、俄罗斯东部地区也有分布。

▶**采收加工** 夏、秋季采收，洗净，晒干。用时洗净，切段。

▶**性味功效** 甘、辛，平。清热利湿，健脾。

▶**用量** 15～30 g。

▶**验方** 1. 湿热黄疸：①鲜鸡眼草180 g。水煎服。②鸡眼草、车前草、藤苦参（古羊藤）各30 g。水煎服。③鸡眼草30 g，木蝴蝶树皮15 g，栀子10 g。水煎冲白糖服。

2. 急性肝炎：①鸡眼草75 g，地胆草60 g。水煎服。②鸡眼草15 g，茵陈30 g。水煎服。

3. 慢性肝炎：鸡眼草、鸡骨草各10 g，功劳木、车前草各12 g。水煎服，连服7日见效。

4. 急、慢性肝炎：①鸡眼草60 g。水煎冲白糖服。②鸡眼草、茵陈、虎杖根各30 g，车前草、板蓝根各12 g，白芍6 g。水煎服。

5. 无黄疸型肝炎：鸡眼草30 g，生鱼（又名花鱼、斑鳢）1条。煲汤服。

苦　参

▶**来源** 豆科（或蝶形花科）植物苦参 *Sophora flavescens* Ait. 的根。

▶**形态** 小灌木。根长圆柱形，表皮黄褐色，味苦。嫩枝有疏毛。单数羽状复叶互生，小叶11～25片；小叶片披针形或椭圆形，长3～4 cm，宽1～2 cm，边缘全缘，上面无毛，下面有疏短柔毛或近无毛；叶柄基部有线形托叶。花淡黄色；总状花序顶生；花萼5齿；花冠蝶形，旗瓣倒卵状匙形，长13～14 mm，宽5～7 mm；龙骨瓣先端无突尖；雄蕊10枚，分离。荚果稍四棱形，呈不明显串珠状，有疏毛或近无毛，成熟时开裂成4瓣。花期6～8月，果期7～10月。

▶**生境分布** 生于向阳山坡、山脚、沟边、沙地草坡灌木丛中、

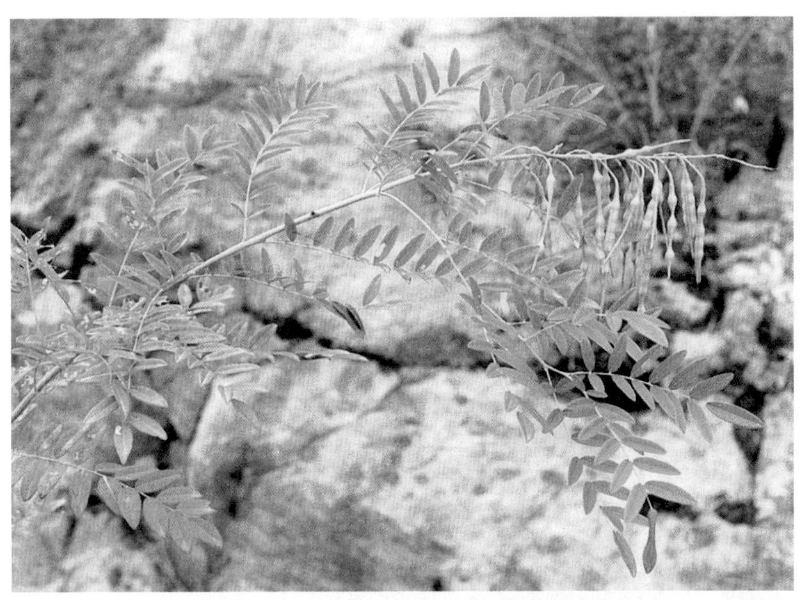

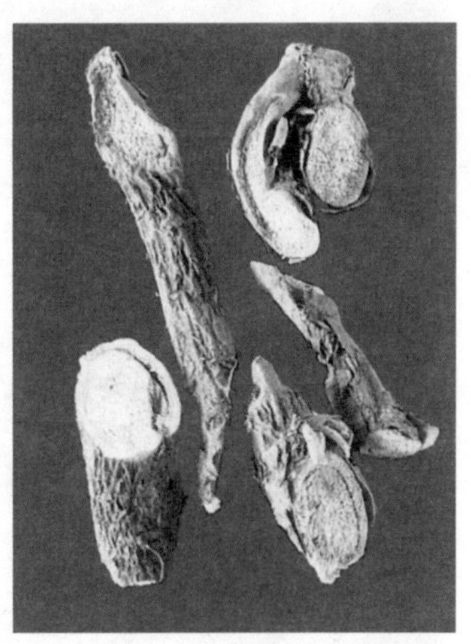

田野附近。分布于我国各省（区）；朝鲜、日本、印度、俄罗斯的西伯利亚地区也有分布。

▶**采收加工**　秋、冬季采收，洗净，趁鲜切片，晒干。用时洗净，切碎。

▶**性味功效**　苦，寒；有小毒。清热燥湿，利尿。

▶**用量**　5～10 g。

▶**禁忌**　不宜与藜芦同用。脾胃虚寒者慎服。

▶**验方**　1. 湿热黄疸：①鲜苦参45 g，鲜千斤拔20 g。水煎服。②苦参10 g，茵陈15 g。水煎服。③苦参、龙胆草、栀子、车前子各10 g。水煎服。

2. 黄疸，尿赤：苦参9 g，龙胆草3 g，栀子12 g。水煎服。

3. 黄疸型肝炎：苦参90 g，龙胆草30 g，共研细粉，用牛胆汁调和作蜜丸，每丸重6 g，开水送服，每次服1丸，每日2次。

苹（田字草）

▶**来源** 苹科植物苹 *Marsilea quadrifolia* L. 的全草。

▶**形态** 多年生浅水生草本。根状茎细长横走，节上生根，生于淤泥中。叶柄细长，长5～20 cm，由根状茎的节上生出；叶为田字形，通常浮出水面；小叶片4枚，倒三角形，长和宽约1～2 cm，幼时有毛，后渐变无毛，边缘全缘，叶脉扇形分叉，网状。孢子果斜卵形，长3～4 mm，生于叶柄基部，通常2～4个聚生，外面有毛。孢子囊分大、小2型，大、小孢子囊均同生于1个孢子果中。孢子果期6～9月。

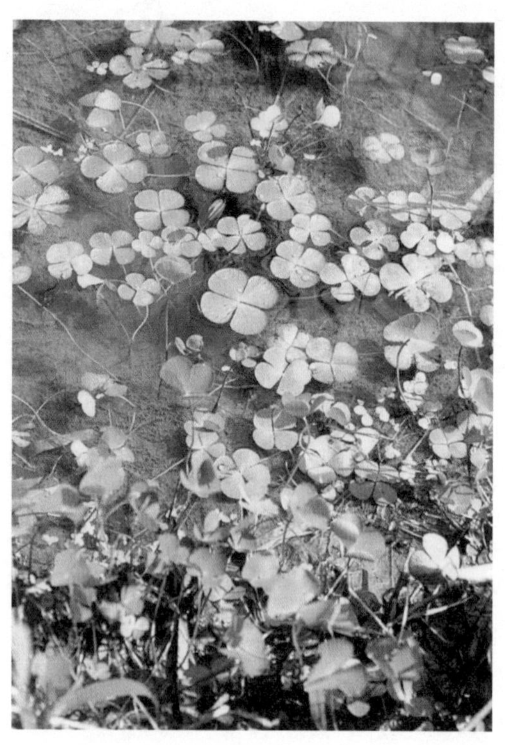

▶**生境分布** 生于浅水沟、沼泽地、水稻田中。我国各省（区）有分布；欧洲、亚洲和美洲各国也有分布。

▶**采收加工** 夏、秋季采收，除净杂质，鲜用或晒干。用时洗净，切段。

▶**性味功效** 甘，寒。清热解毒，利尿消肿。

▶**用量** 15～30 g。

▶**验方** 1. 湿热黄疸：①鲜苹60 g，马蹄金30 g。水煎加白糖冲服。连服10日。②苹、积雪草、天胡荽、酢浆草各15 g。水煎服。

2. 肝硬化腹水：鲜苹60 g（油炒），豆腐1块（油煎）。和匀，加盐和米酒少许，炆干，顿服。每日1剂。

3. 急性黄疸型肝炎、慢性肝炎：苹30 g，阴行草、土大黄（或虎杖根）各20 g。水煎服。

茅莓根

▶**来源** 蔷薇科植物茅莓 *Rubus parvifolius* L. 的根。

▶**形态** 藤状落叶灌木。茎卧地或攀于他物上。根粗壮，黄褐色。枝、叶柄、花梗均有柔毛和钩状刺。单数羽状复叶互生，小叶3片；小叶片菱状卵形或倒卵形，长2.5～6 cm，宽2～6 cm，边缘有粗锐锯齿或浅裂片，上面有疏毛，下面密生灰白色柔毛；托叶线形，长约7 mm，有毛。花粉红色或紫红色；伞房状或短总状花序顶生或腋生；花萼外有柔毛和针刺，萼片5片，卵状披针形或披针形，顶端渐尖；花瓣5片；雄蕊多数；心皮多数。聚合果卵球形，红色，直径1～1.5 cm，无毛或有疏毛，酸甜多汁可食。花期5～6月，果期7～8月。

▶**生境分布** 生于荒野、路边、田边、山坡、山脚灌木丛中。分布于我国黑龙江、吉林、辽宁、陕西、甘肃、宁夏、山西、河北、河南、山东、江苏、浙江、江西、安徽、福建、台湾、湖北、湖南、广东、广西、海南、贵州、四川等省（区）；朝鲜、日本等地也有分布。

▶**采收加工** 全年可采收，洗净，趁鲜切片，晒干。用时洗净，切碎。

▶**性味功效** 苦、涩，微寒。清热解毒，祛风利湿，活血消肿。

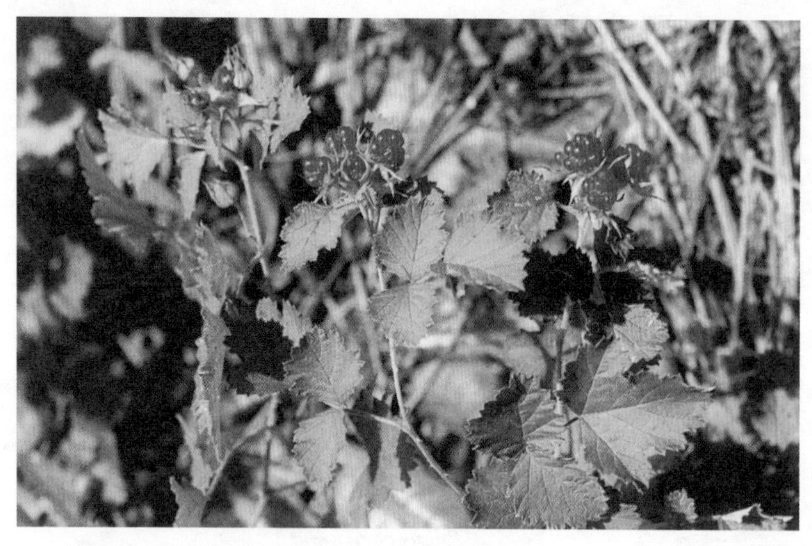

▶**用量** 30～60 g。

▶**验方** 1. 黄疸：茅莓根60 g。水煎服或同鸡汤炖服。

2. 慢性肝炎：①茅莓根60 g，阴行草30 g。水煎服。②茅莓根、白背叶根、桃金娘根各30 g，广金钱草10 g。水煎服。

刺罂粟

▶**来源** 罂粟科植物蓟罂粟 *Argemone mexicana* L. 的全草。

▶**形态** 粗壮草本。折断有黄色汁液。茎有尖刺。单叶互生，基生叶密集，叶片宽倒披针形或椭圆形，长5～20 cm，宽2.5～7.5 cm，边缘羽状深裂，裂片有波状齿，齿端有尖刺，两面无毛，沿叶脉散生尖刺，上面绿色，沿叶脉两侧灰白色，下面灰绿色，茎生叶与基生叶同形，无柄，半抱茎。花黄色或橙黄色，单朵生于枝顶，有时似聚伞花序；萼片2片，有角状附属体，散生细刺；花瓣6片，倒卵形，长

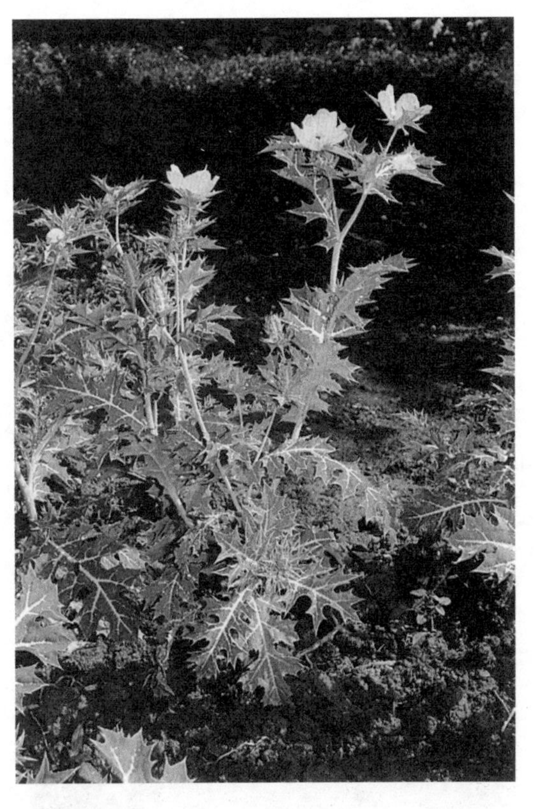

1.7～3 cm；雄蕊多数，分离；花柱极短，柱头4～6裂，深红色。蒴果长圆形，长2.5～5 cm，宽1.5～3 cm，疏生尖刺。种子球形，无种阜，有细网纹。花、果期3～10月。

▶**生境分布** 栽培或逸为野生。我国福建、台湾、广东、广西、海南等省（区）有栽培；印度洋、南太平洋、大西洋的沿岸、热带美洲及尼泊尔等地也有分布。

▶**采收加工** 夏季采收，除去杂质，切段，晒干。用时洗净。

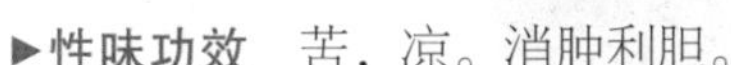

▶**性味功效** 苦，凉。消肿利胆。

▶**用量** 3～10 g。

▶**验方** 急性黄疸型肝炎：①刺罂粟10 g，鸡眼草60 g，虎杖30 g。水煎服。②刺罂粟10 g，茵陈蒿、溪黄草各15 g。水煎服。③刺罂粟10 g，叶下珠、地耳草各30 g，栀子10 g。水煎服。④刺罂粟10 g，三叶香茶菜30 g。水煎服。

郁　金

▶**来源**　姜科植物姜黄 *Curcuma longa* L. 的块根。

▶**形态**　多年生宿根草本，高1～1.5 m。根茎椭圆形或圆柱形，断面橙黄色或深黄色。须根末端膨大成纺锤形或卵状块根，表面灰褐色，断面黄色。叶基生；叶片长圆形或椭圆形，长20～40 cm，宽10～20 cm，边缘全缘，两面均无毛；叶柄长20～40 cm。花葶由顶部叶鞘抽出，总梗长10～20 cm，穗状花序长12～18 cm，宽4～9 cm；苞片卵形，绿白色或白色，顶端红色；唇瓣倒卵形，长约1.2 cm，白色或淡黄色，中部深黄色；花药无毛，药隔基部有2角状距。蒴果球形，成熟时3瓣裂。花、果期8～11月。

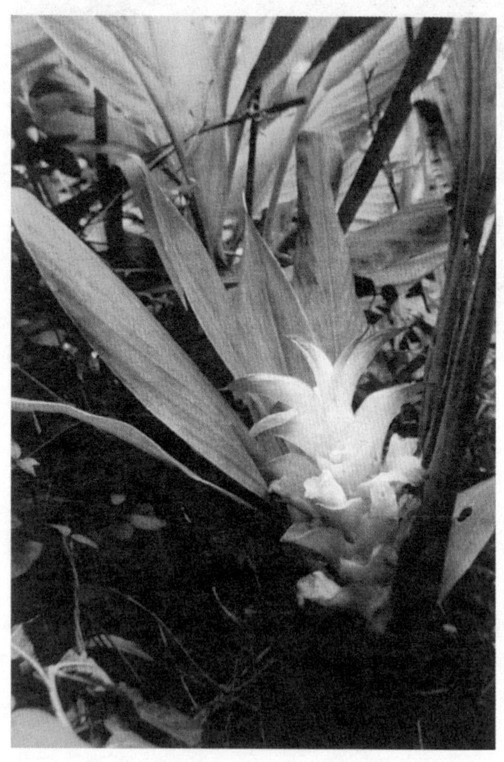

▶**生境分布**　生于旷野湿润肥沃的草坡、沟边、林边或栽培。分布于我国江西、福建、台湾、湖北、湖南、广东、广西、海南、四川、云南等省（区）；东半球热带、亚热带地区也有分布。

▶**采收加工**　秋、冬季采收，洗净，切片，晒干。用时洗净。

▶**性味功效**　辛、

苦，寒。疏肝解郁，利胆退黄。

▶**用量** 3～15 g。

▶**禁忌** 孕妇慎用。

▶**验方** 1. 慢性黄疸：①郁金、茵陈蒿、枳壳、栀子、芒硝各15 g。水煎服。②郁金、茵陈蒿各15 g，延胡索、黄连、肉桂各10 g。水煎服。

2. 慢性肝炎：郁金、柴胡、白芍、枳实各15 g。水煎服。

3. 湿热黄疸：郁金、栀子、龙胆、茵陈蒿各15 g。水煎服。

岩黄连

▶**来源** 罂粟科紫堇属植物石生黄堇 *Corydalis saxicola* Bunting 的全草。

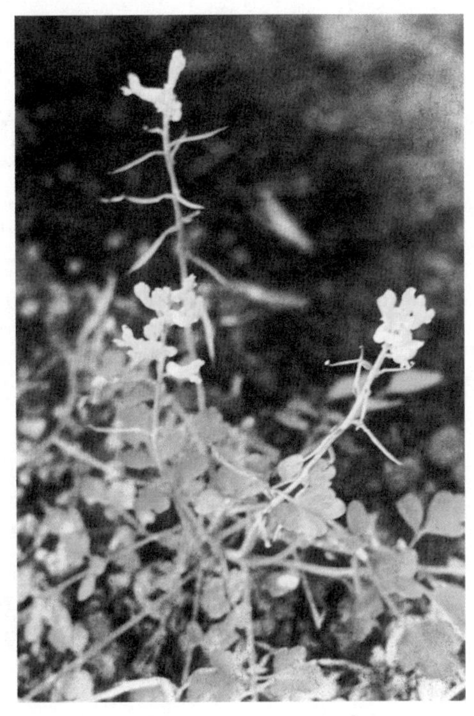

▶**形态** 多年生草本，全株无毛。主根圆柱状，黄色。茎肉质，易萎软，有多头的根茎和粗大主根。基生叶一回至二回羽状全裂，末回裂片菱形、楔形或倒卵形，长2～4 cm，宽2～3 cm，边缘2～3裂或有粗圆齿。花淡黄色或金黄色；总状花序顶生或与叶对生；苞片椭圆形，长于花梗；萼片2片，早落；花瓣4片，外面花瓣长约2.5 cm，有鸡冠状突起，仅限于龙骨状突起之上，不伸达顶端，末端囊状；雄蕊6枚，合生成2束。蒴果线形，长约2.5 cm。种子多数。花期5～6月，果期7～10月。

▶**生境分布** 生于石灰岩山的缝隙中。分布于我国陕西、浙江、湖北、四川、贵州、云南、广西等省（区）；越南等地也有分布。

▶**采收加工** 秋季后采收，除去泥土及杂质，晒干。用时洗净，切片。

▶**性味功效** 苦，凉。清热利湿，散瘀消肿。

▶**用量** 3～15 g。

▶**验方** 急性黄疸型肝炎：①岩黄连15 g，地耳草30 g，甘草5 g。水煎服。大便秘结者加大黄10 g（后下）。②岩黄连、车前草、广金钱草各15 g，地耳草30 g，栀子10 g，甘草6 g。水煎服。大便秘结者加大黄10 g（后下）。③岩黄连、溪黄草、地耳草各15 g。水煎服。④岩黄连、茵陈蒿、栀子各15 g。水煎服。

败酱草

▶**来源** 败酱科植物白花败酱 *Patrinia villosa*（Thunb.）Juss. 的全草。

▶**形态** 多年生草本，高达1 m。嫩茎有倒生的白色粗毛，老茎仅节上有毛。地下根茎横走，有特殊的臭气。单叶，基生叶丛生，茎生叶对生；叶片狭椭圆形或卵形，长3～10 cm，宽1.5～5 cm，两面有毛或近无毛，边缘有锯齿。花白色，直径4～5 mm；聚伞花序组成顶生圆锥花序；花序梗有较长粗毛；花萼5齿裂；花冠5深裂；雄蕊4枚。果实倒卵形，有翅状果苞，通常有主脉2条，极少3条。花期8～10月，果期9～11月。

▶**生境分布** 生于山坡灌木丛、草地、沟边湿地。分布于我国河南、江苏、浙江、江西、安徽、辽宁、吉林、黑龙江、内蒙古、山西、河北、山东、湖北、湖南、台湾、广东、广西、四川、贵州等省

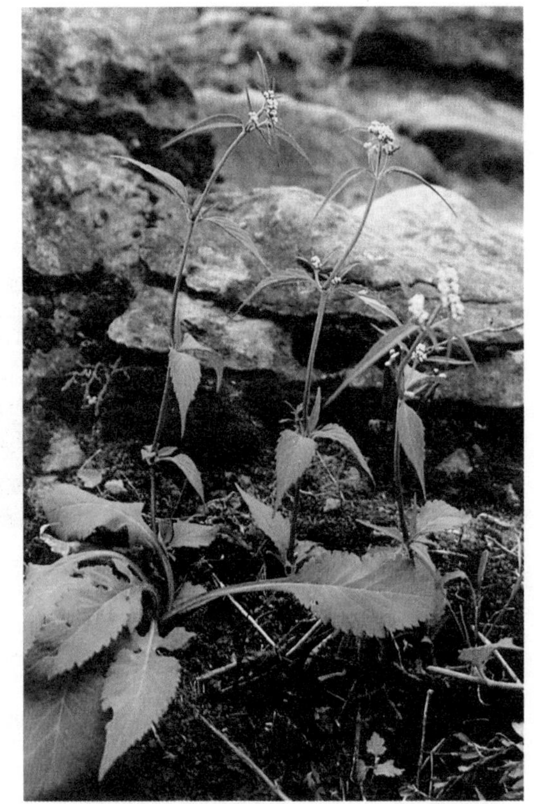

（区）；日本等地也有分布。

▶采收加工 夏、秋季采收，除去杂质，晒干。用时洗净，切段。

▶性味功效 苦、辛，凉。清热解毒，活血排脓。

▶用量 15～30 g。

▶验方 1. 黄疸型肝炎：①败酱草、茵陈蒿各30 g。水煎服。②败酱草、铺地蜈蚣、阴行草各30 g，栀子根15 g。水煎调白糖服。③败酱草、半枝莲、白英、垂盆草各30 g，马蹄金、六月雪根各15 g。水煎服。

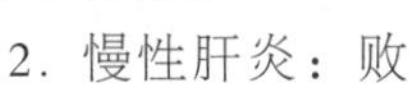

2. 慢性肝炎：败酱草、茵陈蒿各30 g，党参、山药各20 g，郁金、白芍、菊花、金银花各15 g，龙胆草12 g，黄连10 g，大枣10个。水煎服。每日1剂，服30剂为1疗程。

金樱子根

▶来源 蔷薇科植物金樱子 *Rosa laevigata* Michx. 的根。

▶形态 常绿藤状灌木。全株有扁形倒钩刺。根粗壮，外皮黑褐

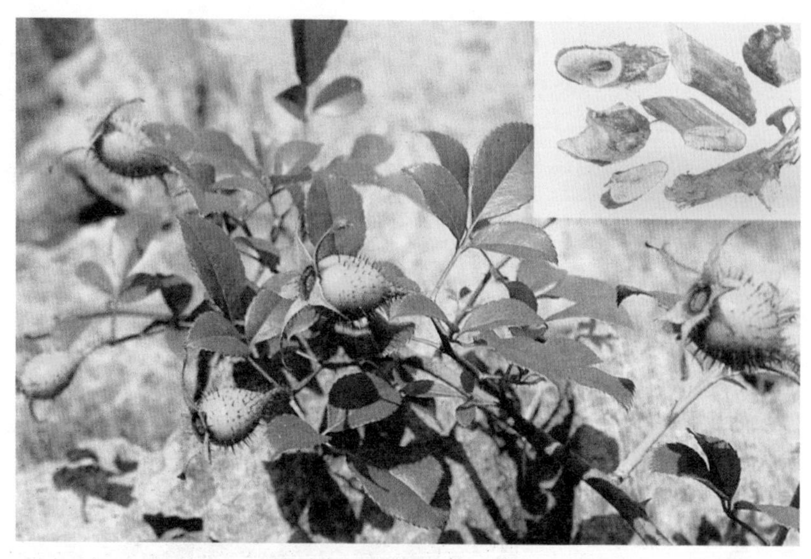

色，断面红褐色。小枝有刺，无毛，嫩时有腺毛。单数羽状复叶互生，小叶通常3片；小叶片椭圆状卵形、倒卵形或披针状卵形，长2～7 cm，宽1.2～3.5 cm，边缘有锯齿，上面无毛，下面嫩时沿中脉有腺毛，叶柄和叶轴有刺和腺毛；托叶有锯齿，离生或基部贴生叶柄上，早落。花白色，直径5～7 cm，单朵生于叶腋；花梗有刺；萼筒密生针刺，萼片5片，直立，边缘全缘；花瓣5片；雄蕊和雌蕊均多数。果梨形或倒卵形，顶端有宿存萼片，成熟时红黄色，外面密生针刺，内有许多坚硬具毛的种子。花期4～6月，果期7～11月。

►**生境分布**　生于向阳的山野、荒地、田边、沟边灌木丛中。分布于我国陕西、江苏、浙江、江西、安徽、福建、台湾、湖北、湖南、广东、广西、海南、贵州、四川、云南等省（区）；越南等地也有分布。

►**采收加工**　全年可采收，洗净，趁鲜切片，晒干。用时洗净，切碎。

►**性味功效**　微酸、涩，平。活血散瘀，清热收敛，止痛。

▶**用量** 30～60 g。

▶**验方** 慢性黄疸：①金樱子根、栀子根各15 g，虎刺根、天胡荽各25 g，五加皮6 g。炖猪肉服或水、酒各半煎服。②金樱子根、白背叶根、鹰不扑、三叶香茶菜各15 g。水煎服。

鱼腥草

▶**来源** 三白草科植物蕺菜 *Houttuynia cordata* Thunb. 的带根全草。

▶**形态** 多年生草本。鲜时全株有腥臭气，揉烂时腥臭气更浓。茎下部伏地，节上轮生须根，上部直立，无毛或节上有短柔毛。单叶互生；叶片卵形或阔卵形，两面有腺点，下面腺点更多，长4～

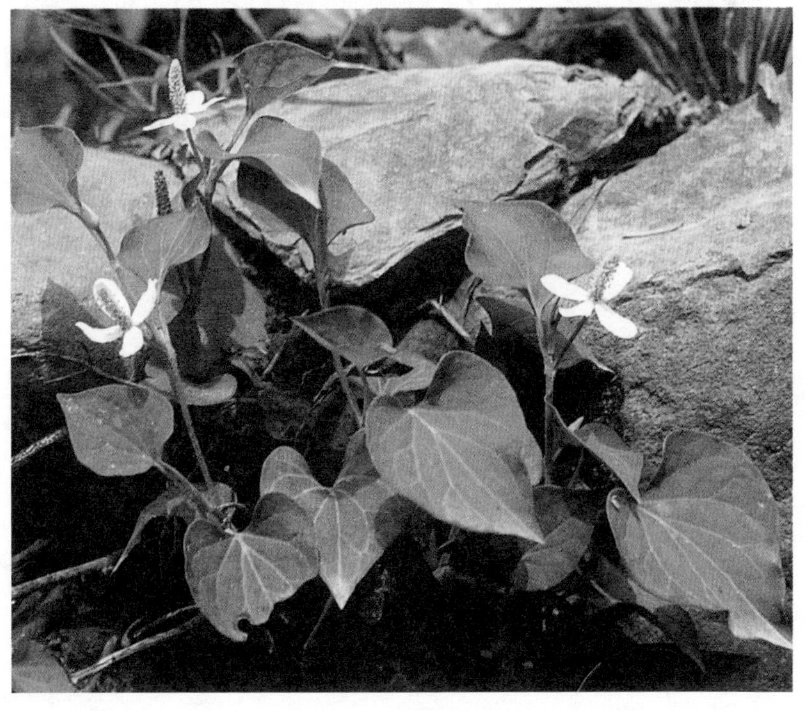

10 cm，宽2.5～6 cm，两面无毛或有时叶脉有毛，下面常呈紫红色；托叶与叶柄合生。花小，聚集成稠密的穗状花序，花序长约2 cm，顶生或与叶对生；花序基部有4片白色花瓣状的总苞片；花被不存在，雄蕊3枚；子房上位。蒴果近球形，顶端开裂，花柱宿存。花、果期4～7月。

▶**生境分布** 生于溪边、园边、田边、水边湿草地、潮湿的山脚、山坡。分布于我国陕西、甘肃、浙江、江西、安徽、福建、台湾、湖北、湖南、四川、西藏、贵州、云南、广东、广西、海南等省（区）；亚洲东部和南部地区也有分布。

▶**采收加工** 夏季采收，除去杂质，晒干或鲜用。用时洗净，切碎，不宜久煎，应后下。

▶**性味功效** 辛，微寒。清热解毒，利尿通淋。

▶**用量** 15～25 g，鲜品30～60 g。作煎剂宜后下。

▶**验方** 1. 急性黄疸型肝炎：①鱼腥草、车前草各30 g，豨莶草15 g。水煎服，连服10～20日。②鱼腥草15 g，溪黄草、地耳草各30 g。水煎服。

2. 慢性肝炎：鱼腥草20 g，马鞭草15 g，龙胆草30 g，铁线草60 g。水煎服。

狗肝菜

▶**来源** 爵床科植物狗肝菜 *Dicliptera chinensis*（L.）Nees 的全草。

▶**形态** 直立草本，高30～80 cm。茎有毛，有4棱线，节膨大。单叶对生；叶片卵形或卵状长圆形，长2～5 cm，宽2～3 cm，边缘全缘，两面近无毛或仅叶脉上有毛。花淡红色；聚伞花序有花数朵，簇生于叶腋；每朵花下有1对叶状苞片，苞片绿色，倒卵形或卵形，长5～10 mm，边缘有毛；花萼5裂，与小苞片等长；花冠2唇形，长10～12 mm，有毛；发育雄蕊2枚；花药2室，基部无附属物；药室卵形，一上一下或斜叠生。蒴果短柱形，有短柔毛，内有种子4粒，成熟时

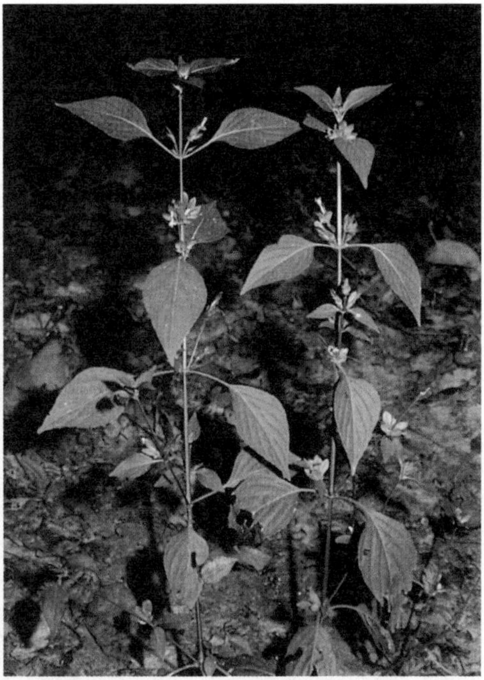

2瓣开裂而弹出种子。花、果期在秋、冬季。

▶**生境分布** 生于村旁、路边、沟边、园边、湿润草地、山坡林边。分布于我国江西、福建、台湾、安徽、湖南、广东、广西、海南等省（区）；越南等地也有分布。

▶**采收加工** 夏、秋季采收，除去杂质，晒干。用时洗净，切段。

▶**性味功效** 甘、淡，凉。清热利尿，凉血解毒。

▶**用量** 15～30 g。

▶**验方** 1. 急性肝炎：狗肝菜、茵陈蒿各30 g。水煎服。

2. 黄疸型肝炎：①狗肝菜、积雪草各100 g，广金钱草60 g。水煎服。②狗肝菜、木贼草、雀梅藤根各30 g。水煎服。③狗肝菜、地耳草各30 g。水煎服。④狗肝菜30 g，溪黄草、叶下珠各15 g。水煎服。⑤狗肝菜30 g，栀子15 g，广金钱草30 g。水煎服。

茵　陈

▶**来源** 菊科植物茵陈蒿 *Artemisia capillaris* Thunb. 的地上部分。

▶**形态** 半灌木状直立草本。全株揉之有浓烈香气。嫩枝密生绢质柔毛。叶互生，基生叶和茎下部叶卵圆形或卵状椭圆形，长2～4 cm，

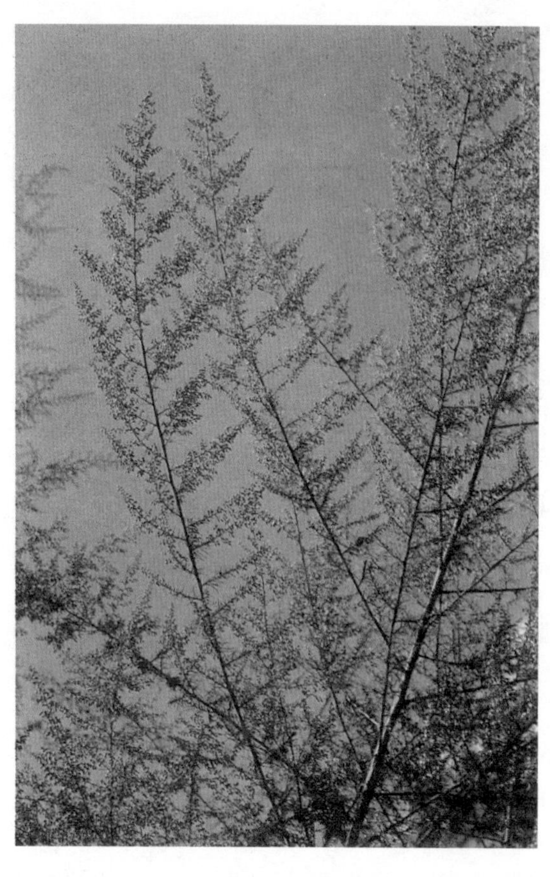

宽1.5～3.5 cm，一至三回羽状全裂，每侧有裂片2～3枚，末回小裂片狭线形，有柔毛，通常细直，不弧曲，长5～10 mm，宽0.5～1.5 mm；中部叶一至二回羽状全裂，末回小裂片狭线形或丝线形，无毛，细直，不弧曲，顶端尖，长约8 mm，宽约1 mm。花绿黄色；头状花序卵球形，直径1.5～2 mm，在分枝上排成总状花序，在茎上组成圆锥花序；总苞片无毛，顶端不反卷；全为管状花，花冠管5裂；雄蕊5枚，花药连合。瘦果长圆形，顶端无冠毛。花、果期7～10月。

▶**生境分布**　生于旷野草地、河岸沙地、海岸附近湿润沙地、盐碱地、山坡、路边、地边。分布于我国辽宁、河北、陕西、河南、山东、江苏、浙江、江西、安徽、福建、台湾、湖北、湖南、广东、广西、海南、四川等省（区）；越南、柬埔寨、菲律宾、马来西亚、印度尼西亚、日本、朝鲜、俄罗斯远东地区也有分布。

▶**采收加工**　春季幼苗高6～10 cm时采收，晒干或阴干，习称“绵茵陈”；秋季花蕾成长时采收，晒干或阴干，习称“茵陈蒿”。

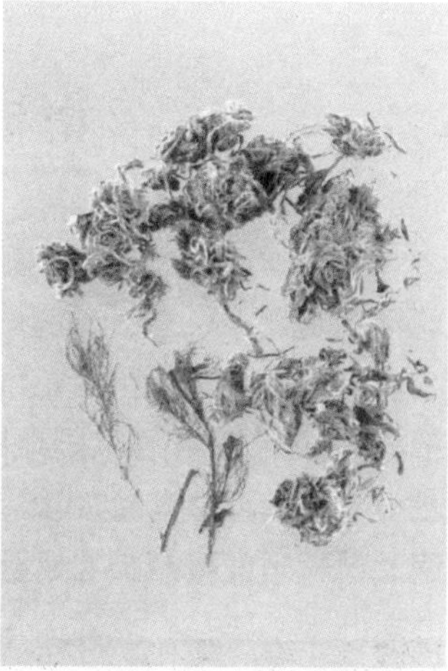

用时洗净，切短段。现代药理研究证明，茵陈利胆成分为7-二甲基香豆素，主要在花序及果序中，幼苗不存在。

▶**性味功效** 苦、辛，微寒。清湿热，退黄疸。

▶**用量** 6～15 g。

▶**验方** 1. 黄疸型或无黄疸型肝炎，大便秘结，小便少而色深黄：①茵陈15 g，栀子10 g，大黄6 g。水煎服。②茵陈30 g，栀子、大黄、滑石各10 g，海金沙、板蓝根各15 g。水煎服。

2. 黄疸型肝炎：①茵陈蒿20 g，栀子、滑石各10 g，大黄6 g。水煎服。②茵陈蒿30 g，栀子10 g。水煎服。

3. 急性黄疸型肝炎：①茵陈蒿、黄毛耳草、石上柏、乌韭各30 g。水煎服。②茵陈蒿15 g，莱服子12 g。水煎冲白糖服。

4. 慢性肝炎，黄疸，小便少，腹胀，浮肿：茵陈蒿15 g，白术、茯苓、泽泻、猪苓各10 g，桂枝6 g。水煎服。

5. 黄疸色黯滞，手足冷：茵陈蒿15 g，制附子6 g，干姜5 g。水煎服。

6. 小儿急性黄疸型肝炎：①茵陈蒿、甘草各10 g，栀子6 g，大枣4枚。水煎服。②茵陈蒿、栀子、山楂、麦芽、神曲各10 g，谷芽12 g，甘草6 g，熟大黄3 g。水煎服。

7. 肝细胞性黄疸：茵陈蒿60 g，蒲公英30 g，板蓝根15 g，大黄、栀子各10 g，黄连3 g。水煎服。

8. 预防肝炎：茵陈蒿500 g。水煎3次，每次煎取500 ml，合并3次煎液，浓缩成500 ml，每次服16 ml，每日2次，连服3日。

南板蓝根（马蓝根）

▶**来源** 爵床科植物马蓝 *Baphicacanthi cusiae* Radix et Rhizoma 的根茎及根。

▶**形态** 多年生粗壮草本，枝叶干后变黑色。茎节膨大，着地生根，嫩枝有短柔毛。根圆柱形，表面黄褐色，干后灰褐色。单叶对生；叶片椭圆形或倒卵形，长5～11 cm，宽3～4 cm，边缘有锯齿，上面无毛，下面有短柔毛或近无毛。花紫蓝色，长4.5～5 cm；穗状花序顶生或腋生；苞片大，叶状，长达2.5 cm，有柄；花萼5裂，裂片条形，长1.7～2 cm，其中1片较长而为匙形；花冠5裂；里面有2行短毛；雄蕊4枚，花丝无毛。果棒状，上端稍大，稍具4棱，内有种子4粒，种子有微毛。花期夏、秋季，果期秋、冬季。

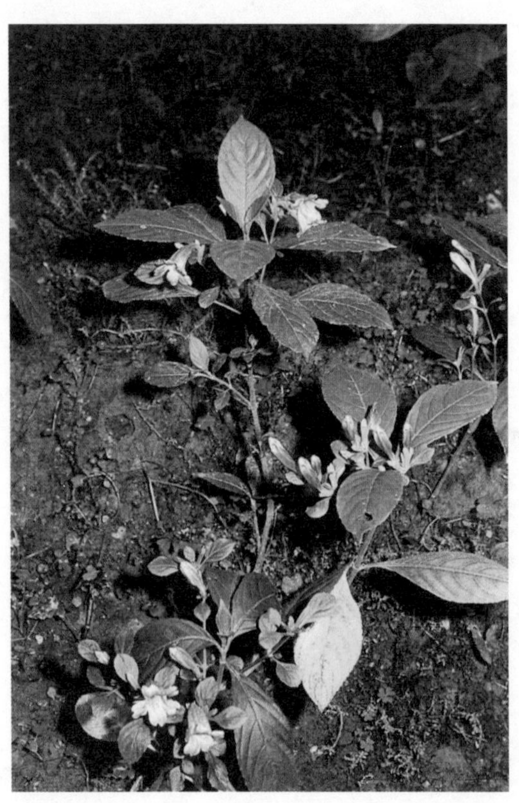

▶**生境分布** 生于山沟湿润处或村边，过去栽培作为沤制蓝色染料。分布于我国浙江、江西、福建、台湾、湖南、广东、广西、海南、贵州、四川、云南

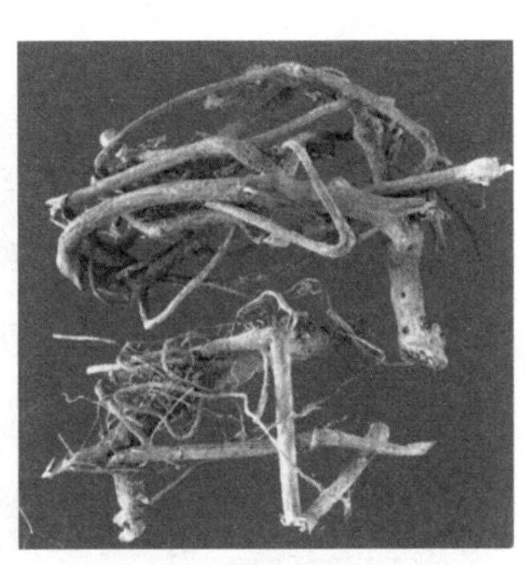

等省（区）；越南、泰国、印度等地也有分布。

▶**采收加工** 秋、冬季采收，洗净，晒干。用时洗净，切片。

▶**性味功效** 苦，寒。清热解毒，凉血消肿。

▶**用量** 10～15 g。

▶**验方** 1. 预防肝炎：南板蓝根15 g。水煎服。连服10日。

2. 急性黄疸型肝炎：①南板蓝根、栀子根、土茯苓各30 g。水煎服。②南板蓝根、丹参各15 g，茵陈蒿25 g，萱草根、大枣各10 g。水煎服。③南板蓝根、白茅根、柴胡各15 g，茵陈蒿、丹参各25 g，甘草10 g。水煎服。④南板蓝根、溪黄草、叶下珠各15 g。水煎服。

栀　子（黄栀子、山栀子）

▶**来源** 茜草科植物栀子 *Gardenia jasminoides* Ellis 的成熟果实、根。

▶**形态** 常绿灌木。枝圆柱形，无毛。单叶对生或3片轮生；叶片长圆形、长圆状披针形或有时倒卵状长圆形，长5～10 cm，宽2～7 cm，边缘全缘，两面均无毛；叶柄长2～4 mm；托叶鞘状，膜质。花大，直径5～7 cm，初时白色，后渐变乳黄色，单朵生于小枝顶端；萼管倒圆锥形，有纵棱，顶部6裂，裂片长1～2 cm；花冠高脚碟状，顶部5～7裂，裂片长2～3 cm；雄蕊6枚；柱头棒状，长约1 cm。果卵形或长圆形，成熟时橙黄色，长2～4 cm，直茎1.5～2 cm，有翅状纵棱5～9条，顶端有宿存萼裂片。种子成团，橙黄色。花期在春、夏季，果期在夏、秋季。

▶**生境分布** 生于山地疏林、灌木丛中，或栽培于庭院。分布于我国浙江、江苏、江西、安徽、福建、台湾、湖北、湖南、广东、

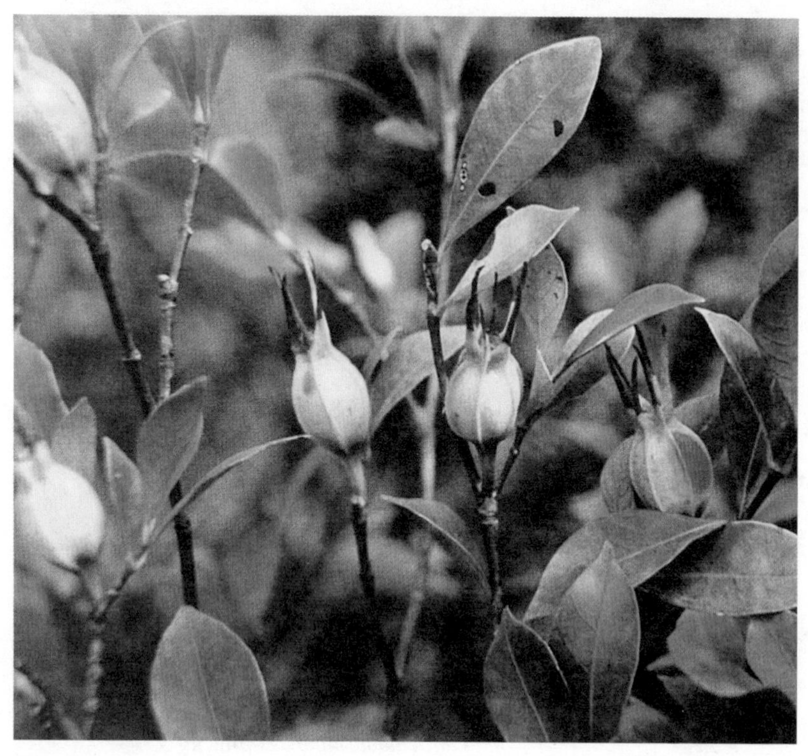

广西、海南、贵州、四川、云南等省（区）；越南、日本等地也有分布。

►**采收加工**　9～10月采果，蒸至上气或沸水略烫后晒干；秋、冬季采根，洗净，切片晒干。用时洗净，果捣碎，根切碎。

►**性味功效**　苦，寒。清热泻火，凉血解毒，利湿消肿。

►**用量**　果：10～15 g；根：15～30 g。

►**验方**　1. 湿热黄疸：①栀子、黄芩、龙胆草各15 g，茵陈蒿、车前草各30 g。水煎服。②栀子15 g，鸡骨草、地耳草各30 g。水煎服。

2. 急性黄疸型肝炎：①栀子、溪黄草、小构树根各10 g，大田基黄、地耳草各15 g。水煎服。③栀子、泽泻各15 g，茵陈蒿、苍术各10 g，姜黄3 g。水煎服，连服5日。③栀子30 g（或栀子根60 g）。水煎服。④栀子、虎杖根各15 g。水煎服。⑤栀子根、白茅根、淡竹叶、桑白皮各30 g。水煎服。⑥栀子、虎杖根各15 g，功劳木25 g，鬼针草30 g。水煎服，连服20日。⑦栀子、黄柏各10 g，甘草3 g。水煎服。

3. 小儿黄疸型肝炎：栀子10 g，金针菜（萱草花）、粉丝各30 g。水煎，加白糖适量，去栀子后，全部吃下。

4. 黄疸，发热，大便干燥：①栀子10 g，茵陈蒿20 g，大黄、黄柏各6 g。水煎服。②栀子、茵陈蒿、地耳草、大田基黄各15 g。水煎服。

香 茶 菜

▶**来源**　唇形科植物香茶菜 *Isodon amethystoides*（Benth.）Hara 的地上部分。

▶**形态**　多年生直立草本，高0.3～1.5 m。根状茎斜生，硬块状。茎四棱形，密生短柔毛。单叶对生；叶片卵形或椭圆状披针形，长0.8～10 cm，宽0.7～3.5 cm，边缘有钝锯齿，两面均有短柔毛或近于无毛，下面密布淡黄色腺点；叶柄长0.5～2.5 cm。花白色上唇带紫蓝色，长约7 mm；聚伞花序组成疏散的顶生圆锥花序；花萼长约2.5 mm，具相等的5齿；花冠2唇形，上唇4圆裂，下唇阔圆形；雄蕊4枚。小坚果4枚，卵形，果萼阔钟形，长4～5 mm，宽约5 mm，直立。花期6～10月，果期9～11月。

▶**生境分布**　生于湿润山坡林下、草丛中、沟边、路边。分布于我国浙江、江西、江苏、安徽、福建、台湾、湖北、广东、广西、海南、贵州等省（区）。

▶**采收加工**　夏、秋季采收，除去杂质，晒干。用时洗净，根切薄片，茎叶切短段。

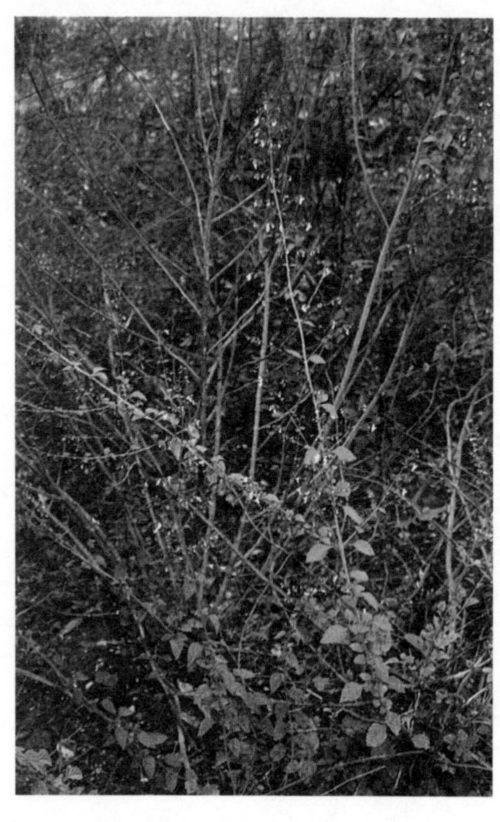

▶**性味功效** 辛、苦，凉。清热解毒，散瘀消肿。

▶**用量** 15～30 g。

▶**验方** 1. 急性黄疸型肝炎：①香茶菜、茵陈蒿各30 g，车前子15 g。水煎服。②香茶菜30 g，鸡骨草20 g。水煎服。③香茶菜根60 g。水煎服。

2. 慢性肝炎，肝脾肿大：香茶菜、丹参、马鞭草各30 g。水煎服。

3. 单项转氨酶较高的慢性肝炎：香茶菜根、栀子根、苹、马蹄金、乌韭各15 g，络石藤、笔管草各10 g。水煎服。

4. 肝硬变腹水：香茶菜根、半边莲、笔管草、马鞭草各30 g。水煎服。

鬼针草

▶**来源** 菊科植物白花鬼针草 *Bidens pilosa* L. var. *radiata* Sch. -Bip. 的全草。

▶**形态** 一年生直立草本。茎钝四棱形，嫩茎有极疏柔毛。叶对生，中部叶为三出复叶，通常有小叶3片；小叶片长圆形、椭圆形或卵状长圆形，长2～7 cm，宽1.5～2.5 cm，边缘有锯齿，无毛或有极疏短柔毛；上部叶条状披针形，3裂或不分裂。花白色；头状花序直径约1 cm，单个顶生或为伞房状；总苞片条状匙形，先端增宽，无毛或仅边缘有稀疏柔毛；边缘为舌状花，白色，舌片椭圆状倒卵形，长5～8 mm，宽3.5～5 mm；中央为管状花，5齿裂；雄蕊5枚，花药合生。瘦果条形略扁，黑色，顶端有3～4条芒刺，芒刺上有倒生的刺毛。花、果期1～8月。

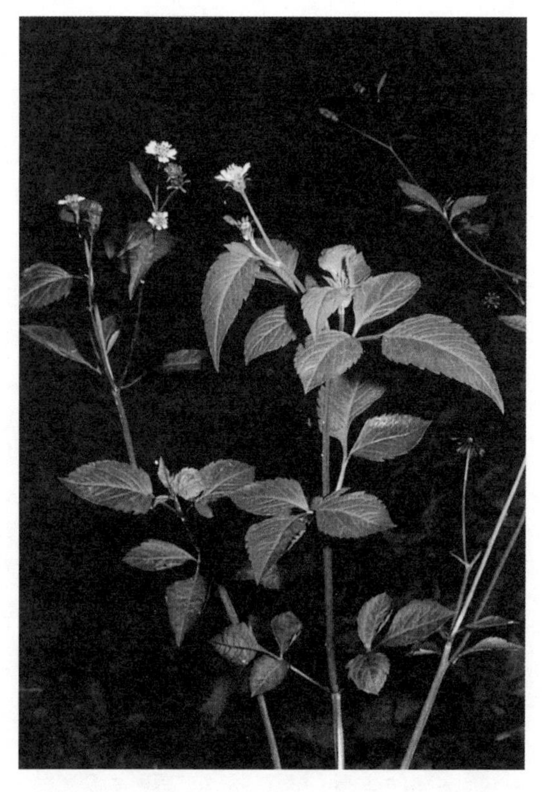

▶**生境分布**　生于旷野荒地、路边、村边、沟边。分布于我国浙江、江苏、江西、安徽、福建、台湾、湖北、湖南、广东、广西、海南、贵州、四川、云南等省（区）；亚洲和美洲的热带、亚热带地区也有分布。

▶**采收加工**　夏、秋季采收，除去杂质，晒干。用时洗净，切段。

▶**性味功效**　苦，寒。清热解毒，活血散瘀。

▶**用量**　10～30 g。

▶**验方**　1. 急性黄疸型肝炎：①鬼针草60 g，连钱草30 g。水煎服。②鬼针草30 g，功劳木25 g，虎杖根、栀子各15 g。水煎服。连服

30日。

2. 湿热黄疸：鬼针草30 g。水煎服。

3. 无黄疸型肝炎，轻度肝硬变腹水：鬼针草250 g，猪骨适量。煲服。

4. 肝炎：鬼针草30 g，六月雪（茜草科）根、仙鹤草、紫金牛各15 g。水煎服。

匍伏堇（蔓茎堇）

▶**来源** 堇菜科植物七星莲 *Viola diffusa* Ging 的全草。

▶**形态** 一年生草本，全株有糙毛和柔毛。无地上茎。在开花期生出地上匍匐枝，平卧地面。匍匐枝先端有莲座状叶丛，通常生不定根。根茎短；根细长。叶基生成莲座状或在匍匐枝上互生；叶片卵形或卵状长圆形，长1.5～3.5 cm，宽1～2 cm，先端钝或稍尖，基部宽楔形或截形，边缘有钝齿和柔毛，嫩叶两面密生柔毛；叶柄有翅；托叶基部与叶柄合生，大部分离生，边缘有疏齿。花淡紫色或浅黄色、白色，单朵生于叶腋；花梗中部有1对线形苞片；萼片5片；花瓣5片，下方1片常延伸成距；雄蕊5枚。蒴果长圆形，无毛。花期3～5月，果期5～8月。

▶**生境分布** 生于山地林边、溪谷边、岩石缝中、湿润草坡、疏林下。分布于我国陕西、甘肃、河北、河南、江苏、浙江、江西、安徽、福建、湖北、湖南、广东、广西、海南、贵州、云南、四川、西藏等省（区）；印度、菲律宾、马来西亚、尼泊尔、日本等地也有分布。

▶**采收加工** 夏、秋季采收，除去杂质，晒干。用时洗净，切碎。

▶**性味功效** 苦，寒。清热解毒，凉血退黄。

▶**用量** 10～15 g。

▶**验方** 急性黄疸型肝炎：①匍伏堇30 g，虎杖根15 g。水煎服。

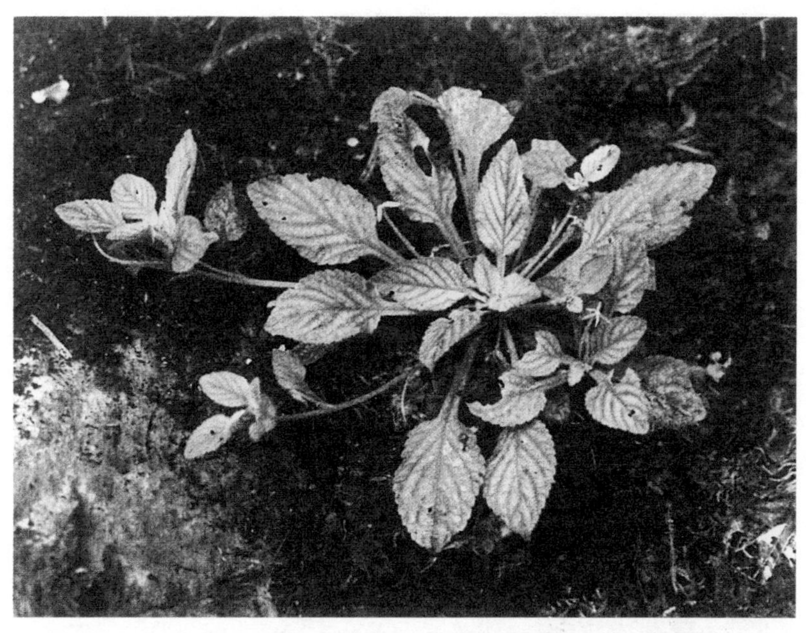

②匍伏堇、地耳草、鸡骨草各30 g。水煎服。③匍伏堇30 g，茵陈蒿、栀子各15 g。水煎服。④匍伏堇30 g，溪黄草、叶下株各15 g。水煎服。⑤匍伏堇、雀梅藤根各30 g。水煎服。

穿心草

►**来源**　龙胆科植物穿心草 *Canscora lucidissima*（Lévl. et Vant.）Hand. -Mazz. 的全草。

►**形态**　一年生直立分枝草本，全株光滑无毛。茎圆柱形，叉状分枝，淡黄绿色。根淡黄色。基生叶对生，卵形，有短柄；中上部茎生叶呈圆形的贯穿叶，直径7～20 mm，上面绿色，下面灰绿色，叶脉呈放射状，网脉突出。花白色或淡黄白色；叉状分枝的聚伞花序生于

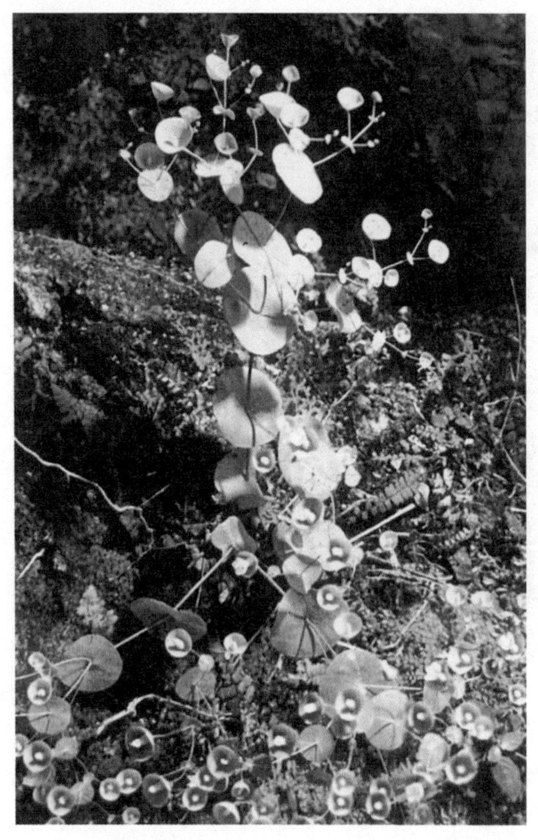

枝顶；有叶状苞片；花萼钟状，5齿裂；花冠钟状，5浅裂；雄蕊5枚，1～2枚有发育的花药，2～3枚有不发育的小花药。蒴果长卵形，无柄，藏于漏斗形苞片内，种子多数。花、果期在秋季。

▶**生境分布** 生于石灰岩山坡较阴湿的石壁上或石缝中。分布于我国广西、贵州等省（区）。

▶**采收加工** 秋季采收，除去杂质，晒干。用时洗净，切碎。

▶**性味功效** 微甘、微苦，凉。清热解毒，止咳，止痛。

▶**用量** 15～30 g。

▶**验方** 黄疸型肝炎：①穿心草60 g。水煎服。②穿心草、虎杖根各30 g，鸡眼草、车前草各60 g。水煎服。③穿心草、广金钱草、地耳草、叶下珠各30 g。水煎服。④穿心草30 g，溪黄草、鸡骨草各15 g。水煎服。⑤穿心草30 g，茵陈蒿、栀子各15 g。水煎服。

穿 破 石

▶**来源**　桑科植物葨芝 *Cudrania cochinchinensis* (Lour.) Kudo et Masam. 的根。

▶**形态**　直立或藤状灌木，含乳状汁液。根粗壮，根皮橙黄色，数层，薄片状，易成层剥落。枝有粗壮锐刺，刺长5～15 mm，有时达3 cm。茎皮和根皮纤维发达。单叶互生；叶片倒卵形或椭圆状卵形，长3～12 cm，宽1.5～5 cm，边缘全缘，两面均无毛，叶柄羽状，侧脉纤细多数；叶柄长不过1.6 cm，托叶2枚，侧生，小。花雌雄异株，组成头状花序，单个或成对生于叶腋；雄花：花被片3～5片，雄蕊4枚；雌花：花被片4片。聚花果球形肉质，直径达5 cm，粉绿色，成熟时黄红色，有毛，瘦果包在肉质的花被中。花期4～5月，果期10～11月。

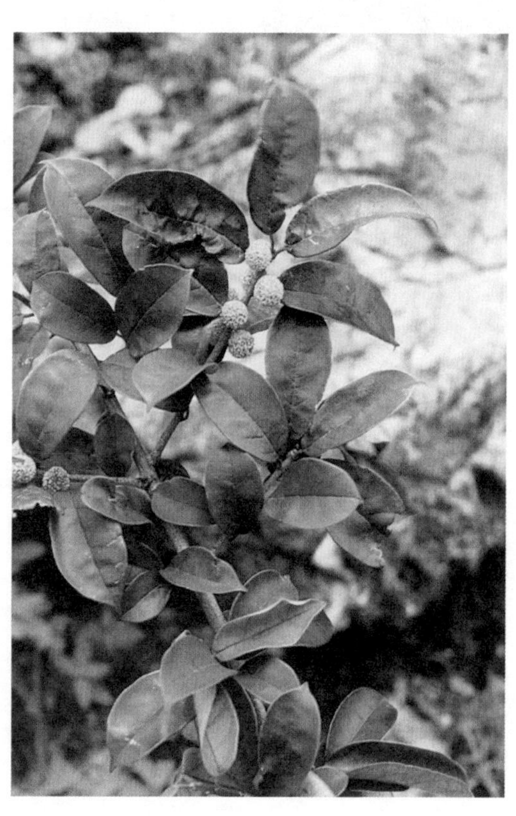

▶**生境分布**　生于旷野灌木丛中、山谷、山坡林边、路边、村边、溪边林下、石山脚灌木丛中。分布于我国浙江、江西、安徽、湖

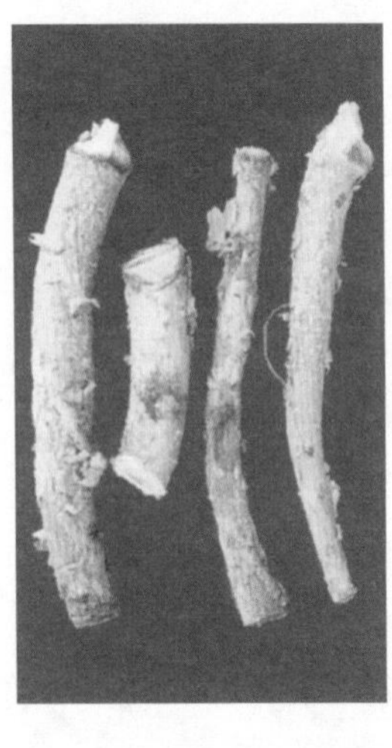

南、福建、广东、广西、海南、贵州、云南等省（区）；亚洲南部、东南部至澳大利亚、非洲东部也有分布。

►**采收加工** 全年可采收，洗净，趁鲜切片，晒干。用时洗净，切碎。

►**性味功效** 微苦，凉。清热利湿，舒筋活血。

►**用量** 15～30 g。

►**验方** 1. 急性黄疸型肝炎：①鲜穿破石60 g。水煎调糖服。②穿破石30 g，地耳草、五指毛桃各15 g，葫芦茶10 g。水煎服。

2. 黄疸：①穿破石、栀子根各30 g，构树根、萹蓄各15 g，溪黄草25 g，与鸡肉适量煲服。服药后忌食煎炒食物。②穿破石、溪黄草、叶下珠各15 g。水煎服。⑧穿破石、雀梅藤根、鹰不扑各15 g。水煎服。

桃金娘根（山捻根、豆捻根）

►**来源** 桃金娘科植物桃金娘 *Rhodomyrtus tomentosa*（Ait.）Hassk. 的根。

►**形态** 常绿灌木。根粗壮，外皮黑褐色，外皮脱落处呈棕红色或赭红色，切断面淡棕色。嫩枝有柔毛。单叶对生；叶片椭圆形或倒卵形，长3～8 cm，宽1～4 cm，嫩叶上面有毛，后变无毛，下面有灰白色绒毛，离基三山脉，侧脉离边缘

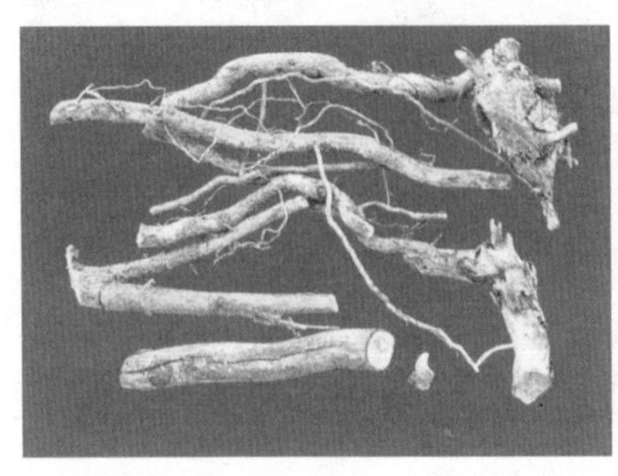

3～4 mm处连结成边脉，网脉明显；叶柄长5～7 mm。花紫红色，直径2～4 cm，通常单朵生于叶腋；萼管与子房合生，倒卵形，5裂；花瓣5片；雄蕊多数；子房下位，3室，每室有胚珠2列，胚珠多数。浆果卵状壶形，长1.5～2 cm，宽1～1.5 cm，顶上有宿存萼片，成熟时紫黑色，味甜可食。花期4～5月，果期7～10月。

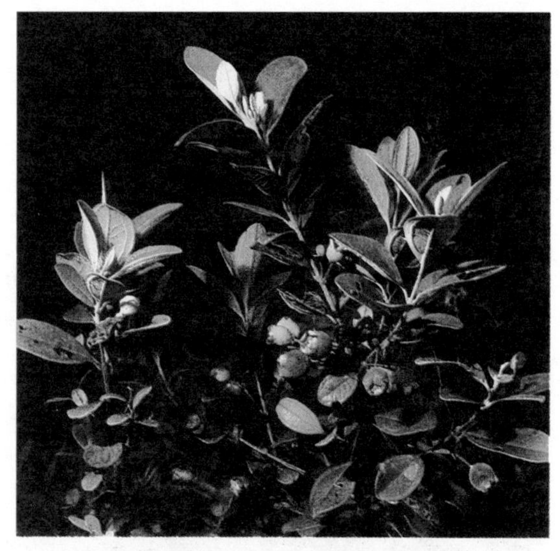

▶**生境分布** 生于酸性土壤山野、路边、松树林下。分布于我国福建、台湾、湖南、广东、广西、海南、贵州、云南等省（区）；中南半岛及菲律宾、马来西亚、印度尼西亚、斯里兰卡、印度、日本等地也有分布。

▶**采收加工** 秋、冬季采收，洗净，趁鲜切片，晒干。用时洗净，切碎。

▶**性味功效** 甘、涩，平。养血，通络，收敛。

▶**用量** 15～30 g。

▶**禁忌** 大便秘结者忌服。

▶**验方** 1. 慢性迁延型肝炎：桃金娘根、白花蛇舌草、千斤拔各30 g，穿破石、黄鳝藤根各15 g。水煎服。

2. 急、慢性肝炎：①桃金娘根50 g，水煎浓缩至60 ml，分2～3次服，连服1～3个月。②桃金娘、地耳草各30 g，虎杖根、功劳木各12 g，甘草5 g。水煎服。

3. 急、慢性肝炎，肝肿大疼痛：桃金娘根、鹰不扑根各30 g，白背叶根15 g。水煎服。

4. 黄疸：鲜桃金娘根60 g，鸡1只切碎，置锅内共炒后，水煎服。

夏 枯 草

▶**来源** 唇形科植物夏枯草 *Prunella vulgaris* L. 的花穗、果穗及全草。

▶**形态** 多年生草本，高10～30 cm。根状茎平卧地面。茎四方形，直立或斜升，有毛。单叶对生，叶柄长1～3 cm；叶片卵状长圆形或卵形，长1.5～6 cm，宽0.7～2.5 cm，边缘有波状齿或近全缘，两面均有毛。花紫色、蓝紫色或红紫色，稀为白色；花下有阔肾形苞片；轮伞花序顶生，密集成圆柱形穗状花序，花序长2～4 cm；花萼5裂成2唇形，萼齿极不相等，果时萼唇闭合；花冠2唇形，长约13 mm，上唇盔状；雄蕊4枚。小坚果4枚，长椭圆形，有三棱。花期5～6月，果期7～8月。

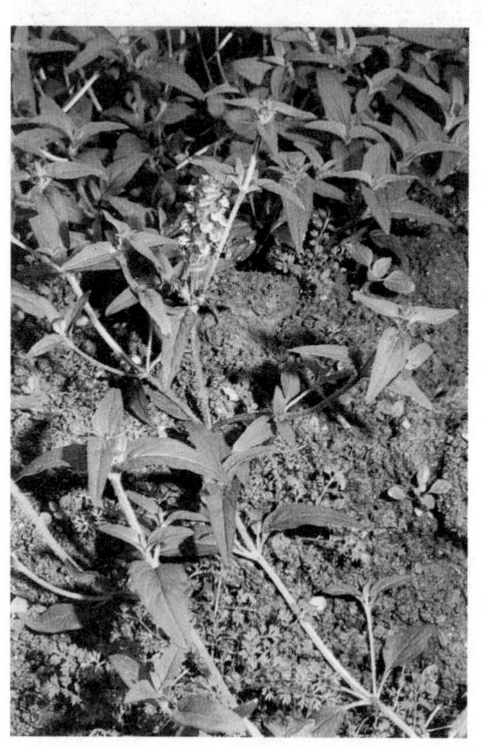

▶**生境分布** 生于湿润山坡草地、溪边、路边、村边。分布于我国各省（区）；欧洲、亚洲、美洲、非洲北部、大洋洲等地也有分布。

▶采收加工 夏季花开后采收，除去杂质，分别晒干。用时洗净，切段。

▶性味功效 苦、辛，寒。清热散结，平肝明目。

▶用量 花果穗10～15 g，全草15～30 g。

▶验方 1. 急性黄疸型肝炎：夏枯草、大枣各60 g。水煎服。连服10～15日。

2. 黄疸型及非黄疸型急性肝炎：夏枯草15 g，柴胡、茵陈蒿、马兰草、白茅根、虎杖根各10 g，甘草6 g。水煎服。

3. 预防肝炎：夏枯草15 g，茵陈蒿、甘草各10 g。水煎服。每隔4日服1剂。连服5剂。

柴　胡

▶来源 伞形科植物竹叶柴胡 *Bupleurum marginatum* Wall. ex DC. 的根或带根全草。

▶形态 多年生草本。根圆锥形或纺锤形，直径5～8 mm，表面深棕红色，有细纵皱纹和稀疏小横突起，根头部常有棕色叶柄残留物呈纤维状。茎实心，有粗条纹。单叶互生；叶片长披针形或线形，长10～16 cm，宽6～14 mm，边全缘有白色软骨质白边，两面均无毛，平行脉9～13条呈弧形。花黄色，花柄长2～4.5 mm；复伞形花序顶生；总苞片2～5片；小总苞片5片，长1.5～2.5 mm，短于花柄；花萼与子房合生，萼齿不明显；花瓣5片；雄蕊5枚。果实长圆形，棱线狭翅状。花期6～9月，果期9～11月。

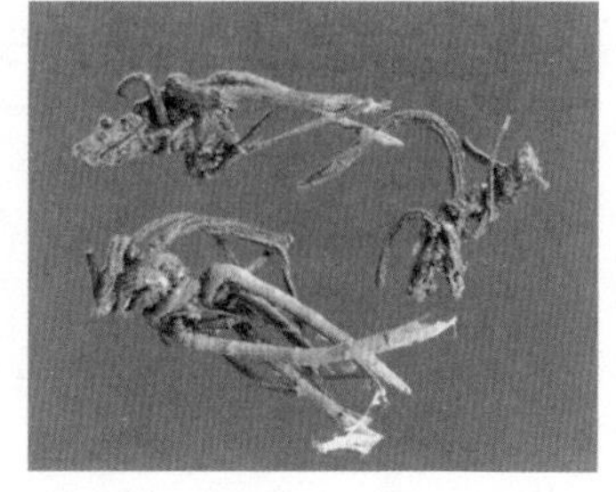

▶生境分布 生于空旷山坡草地、路边、林边。分布于我国河南、湖北、湖南、福建、台湾、广东、广西、海南、贵州、四川、云南等省（区）；

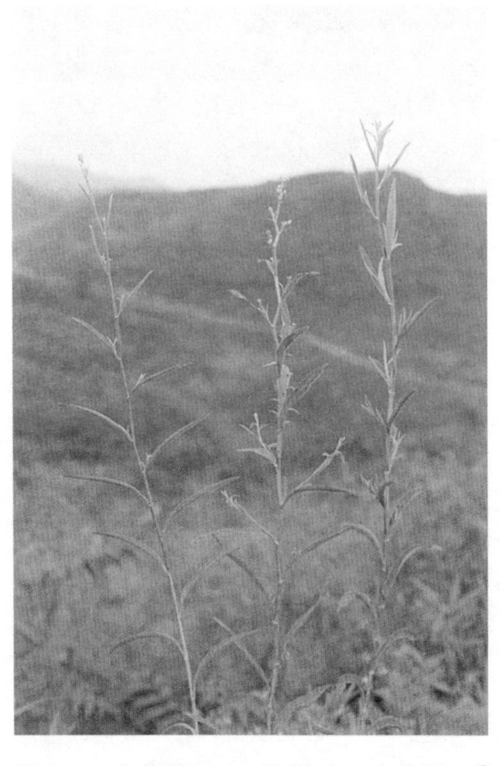

印度、尼泊尔等地也有分布。

►**采收加工** 秋季采收，洗净，晒干。用时洗净，切片。

►**性味功效** 苦，微寒。疏肝解郁，解表和里。

►**用量** 3～10 g。

►**禁忌** 真阴亏损，肝阳上亢者忌服。

►**验方** 1. 无黄疸型肝炎（气滞型）：柴胡、栀子、当归、白芍、郁金各10 g，夏枯草、板蓝根各15 g，枳壳6 g。水煎服。

2. 黄疸型肝炎：①柴胡10 g，白茅根30 g，甘草3 g。水煎服。②柴胡10 g，地耳草、叶下珠各15 g，广金钱草30 g。水煎服。③柴胡10 g，溪黄草、栀子各15 g，车前草30 g。水煎服。

铁扫帚

►**来源** 豆科（或蝶形花科）植物截叶铁扫帚 *Lespedeza cuneata* (Dum.-Cours.) G. Don 的根或全草。

►**形态** 小灌木。茎枝有短柔毛。根细长，淡红色。羽状复叶互生，小叶3枚；小叶片楔形或条状楔形，中部以上最宽，长1～3 cm，

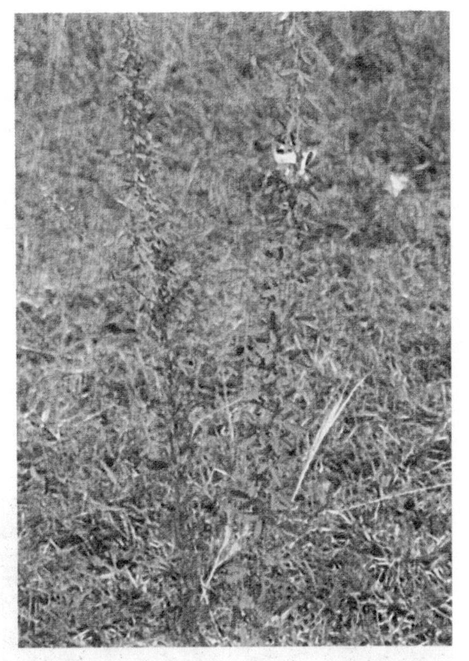

宽2～5 mm，先端截形有小尖头，边缘全缘，上面无毛，下面有贴伏柔毛；托叶钻形；无小托叶。花淡黄色或白色；总状花序腋生，总花梗很短；花萼5裂；花冠蝶形；雄蕊10枚，其中9枚合生。荚果扁卵形，长约3.5 mm，宽约2.5 mm，有贴伏柔毛。花期7～8月，果期9～10月。

▶**生境分布** 生于旷野山地、路边、草地、林边、疏林下。分布于我国陕西、甘肃、宁夏、山东、河南、江西、台湾、福建、湖北、湖南、广东、广西、海南、四川、云南、西藏等省（区）；朝鲜、日本、印度、巴基斯坦、阿富汗、澳大利亚等地也有分布。

▶**采收加工** 夏、秋季采收，洗净，切片晒干。用时洗净，切碎。

▶**性味功效** 甘、微苦，平。清热利湿，消食健脾。

▶**用量** 15～30 g。

▶**验方** 急性黄疸型肝炎：①铁扫帚根120 g，瘦猪肉30 g。水炖服，吃肉喝汤，连服15日。②铁扫帚全草60 g，瘦猪肉适量。水炖服。③铁扫帚、鸡眼草、茵陈各30 g。水煎服。④铁扫帚全草30 g，茵陈蒿、栀子各15 g。水煎服。⑤铁扫帚全草30 g，溪黄草、鸡骨草各15 g。水煎服。⑥铁扫帚全草30 g，地耳草、叶下珠各15 g。水煎服。

铁线草

▶**来源** 铁线蕨科植物扇叶铁线蕨 *Adiantum flabellulatum* L. 的全草。

▶**形态** 多年生直立草本，高20～30 cm。根状茎短，密生棕色披针形鳞片。叶柄紫黑色，有光泽；叶为二回或多回叉状分枝的羽状复叶；小羽片斜方状椭圆形或扇形，长约1 cm，宽约1.5 cm，上缘及外缘圆形，有细微锯齿，下缘成直角形，叶脉扇形，不明显，叶轴黑褐色光亮或上面略有毛。孢子囊群长圆形，淡棕色，生于小羽片的上缘或外缘的叶脉顶端，囊群盖为反卷的叶缘所成，通常连接。

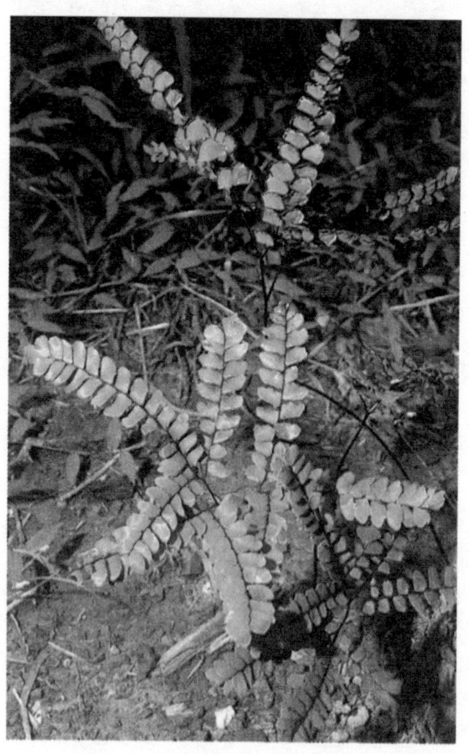

▶**生境分布** 生于酸性土壤的山野、沟谷边、林下阴湿处。分布于我国浙江、江西、福建、台湾、湖南、广东、广西、海南、四川、贵州、云南等省（区）；亚洲热带其他地区也有分布。

▶**采收加工** 全年可采收，除去杂质，晒干。用时洗净，切短段。

▶**性味功效** 微苦、辛，凉。清热利湿，平肝散结。

▶**用量** 15～60 g。

▶**验方** 1. 急性黄疸型肝炎：①铁线草100 g。水煎调糖服，连服10～15剂。水煎服。②铁线草

60 g，地耳草30 g。水煎服。③铁线草、鸡骨草各30 g，水煎服。

2. 急性无黄疸型肝炎：铁线草、三颗针、紫金牛各30 g。水煎服。

3. 湿热黄疸：铁线草、茵陈蒿各60 g。水煎服。

4. 慢性肝炎：铁线草60 g，龙胆草30 g，马鞭草15 g，鱼腥草20 g。水煎服。

积 雪 草（雷公根）

►**来源** 伞形科植物积雪草 *Centella asiatica*（L.）Urb. 的全草。

►**形态** 多年生草本，茎卧地生长，节上生根。单叶互生；叶片近圆形或肾形，长1～2.8 cm，宽1.5～5 cm，边缘有钝齿，两面均无毛或下面叶脉上有疏柔毛；叶柄长1.5～15 cm，无毛或上部有柔毛。花紫红色；单伞形花序腋生，长0.5～1.5 cm，每1伞形花序有花3～4朵，聚集成头状，由2枚卵形总苞片包围；花萼与子房合生，萼齿5；花瓣5

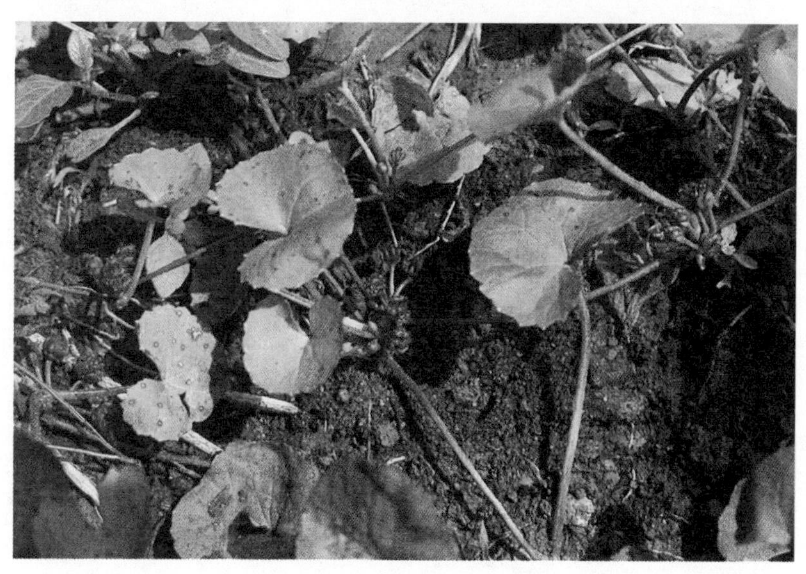

片，在花蕾时覆瓦状排列；雄蕊5枚。果实圆球形，两侧压扁，每侧有纵棱数条，棱间有小横脉而呈网纹状。花果期4～10月。

▶**生境分布** 生于湿润草地、路边、沟边、田边，常成群生长。分布于我国陕西、江苏、浙江、江西、安徽、福建、台湾、湖北、湖南、广东、广西、海南、四川、云南等省（区）；印度、印度尼西亚、马来西亚、斯里兰卡、澳大利亚、日本及大洋洲群岛、中非、南非等地也有分布。

▶**采收加工** 夏、秋季采收，洗净晒干。用时洗净，切段。

▶**性味功效** 苦、辛，寒。清热利湿，解毒消肿。

▶**用量** 15～30 g。

▶**验方** 1. 急性黄疸型肝炎：①积雪草120～250 g。水煎，空腹服，可连服30日。②积雪草、天胡荽、白茅根各30 g，鸡矢藤15 g，香附6 g。水煎服。③鲜积雪草、鲜酢浆草、鲜凤尾草各60 g。用第2次米泔水煎服，白糖为引。④积雪草30 g，茵陈15 g，栀子6 g。水煎调白糖服。⑤积雪草、车前草、茵陈各15 g。水煎服。

2. 急、慢性肝炎：积雪草、地耳草、溪黄草、鸡骨草各15 g。水煎服。

射　干

▶**来源** 鸢尾科植物射干 *Belamcanda chinensis*（L.）DC. 的根茎。

▶**形态** 多年生草本。根状茎开卧于地下，表面黄色或黄褐色，呈不规则的块状或结节状。茎直立，无毛。单叶互生，排成2列，嵌叠于茎上；叶片扁平，剑形，长20～60 cm，宽2～4 cm，边缘全缘，两面无毛；叶无柄。二歧状聚伞花序顶生；花橙红色，有红色斑点；花被6片，基部合生成短管；雄蕊3枚；花柱圆柱形，柱头3浅裂。蒴果倒卵形，3瓣裂。种子多数，球形，黑色有光泽，着生在果实中轴上。花期6～8月，果期7～9月。

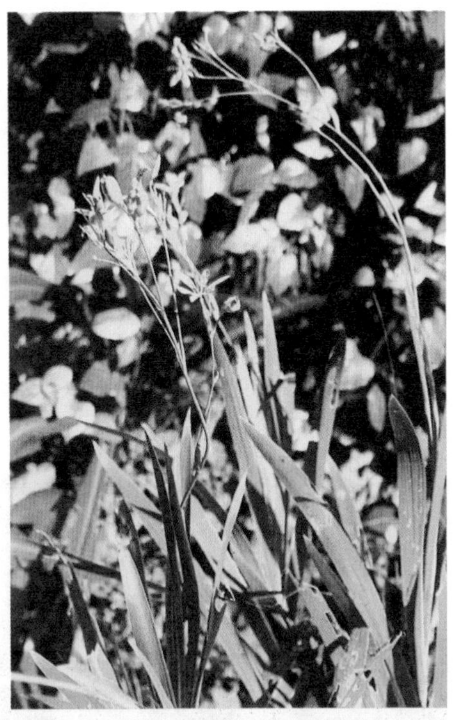

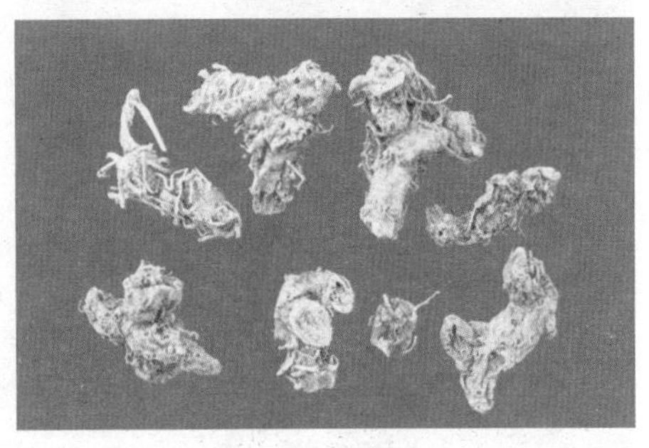

▶**生境分布** 生于山野路边、草地、沟边、滩地、杂木林下、岩石旁。分布于我国各省（区）；朝鲜、日本、印度、俄罗斯等地也有分布。

▶**采收加工** 春初或秋末采收，除去杂质，晒干或切片晒干。用时洗净，切碎。

▶**性味功效** 苦，寒；有小毒。清热解毒，利水消肿。

▶**用量** 3～10 g。

▶**禁忌** 孕妇忌服。

▶**验方** 1. 黄疸型肝炎：①射干、栀子根、大田基黄、虎杖根各15 g。与鸡肉或瘦肉煲服。②射干25 g，地耳草30 g。水煎，冲白糖分2次服。

2. 急性黄疸型肝炎：①射干100 g，生鸡1只（去头脚），切块，共炒黄后水煎分3次服。②射干、黄柏、车前草各15 g。水煎服。若食欲不振加苍术、白术各10 g同煎服。

3. 肝昏迷：射干、虎杖根各15 g，猪胆3只，酿酒120 ml。前两味药水煎，取药液加入猪胆汁，用酿酒冲匀，分4次灌服，每日1剂。

海金沙草（金沙藤）

▶**来源** 海金沙科植物海金沙 *Lygodium japonicum*（Thunb.）Sw.的地上部分。

▶**形态** 多年生缠绕草本。茎细长，黄铜色。根茎横走，有毛。二回羽状复叶对生，长10～20 cm，宽与长相等，叶轴和羽轴有疏短毛；不育叶的小羽片掌状或3裂，边缘有不整齐的浅钝齿，两面均有短柔毛；能育叶的小羽片边缘生有流苏状的孢子囊穗，穗长2～4 mm，宽1～1.5 mm，排列稀疏，暗褐色；孢子囊群盖鳞片状，卵形。孢子（药材名称海金沙）多数，细小，表面有小疣。孢子期5～11月。

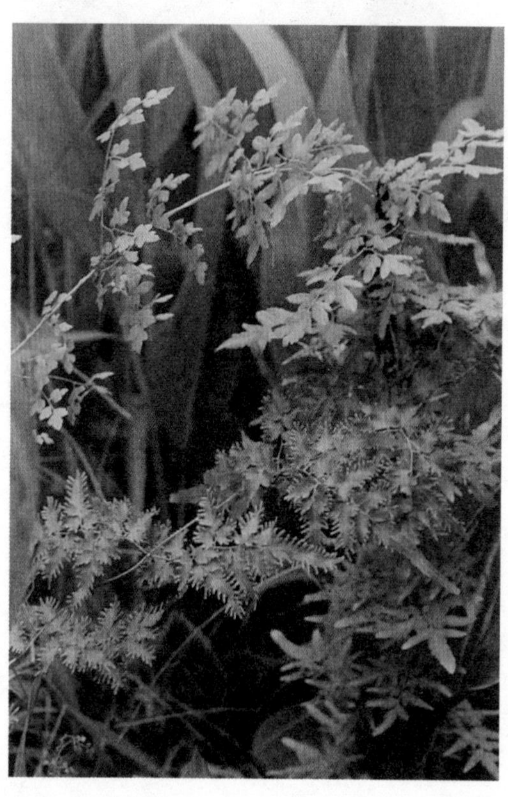

▶**生境分布** 生于山坡灌木丛中、溪边丛林中、荒山草地、路边、山脚林边。分布于我国陕西、河南、江苏、浙江、江西、安徽、福建、台湾、湖北、湖南、广东、广西、海南、贵州、四川、云南等省（区）；越南、朝鲜、日本、澳大利亚等地也有分布。

▶**采收加工** 夏、

秋季采收，除去杂质，晒干。用时洗净，切短段。

▶**性味功效** 甘，寒。清热解毒，利尿除湿。

▶**用量** 15～30 g。

▶**禁忌** 孕妇忌服。

▶**验方** 1. 急性黄疸型肝炎：①海金沙草、夏枯草、车前草各60 g，茵陈蒿、酢浆草各30 g。水煎服。②海金沙根研粉，每次服2 g，温开水送服，每日3次。如用淡竹叶6 g，甘蔗1段，荸荠5个，煎汤送服更好。

2. 湿热黄疸：①海金沙叶、鸡骨草、地耳草各30 g。水煎服。②鲜海金沙草100 g。水煎调冰糖服。

3. 黄疸：鲜海金沙根60 g，瘦猪肉100 g。水煎，喝汤食肉，一般服2～3剂开始退黄。

4. 肝炎：海金沙草15 g，阴行草30 g，车前草20 g。水煎服。

5. 各型肝炎：海金沙草30 g，石上柏、凤尾草、白英各15 g。水煎服。

6. 急、慢性肝炎：海金沙草30 g，石上柏、凤尾草各15 g，夏枯草、白英各10 g。水煎服。

黄 柏

▶**来源** 芸香科植物秃叶黄檗 *Phellodendron chinense* Schneid. var. glabriusculum Schneid. 的树皮。

▶**形态** 落叶乔木。树皮内面黄色，味甚苦，嚼烂时有黏胶质，可将唾液染成黄色。木材（木质部）淡黄色。嫩枝无毛。单数羽状复叶对生，叶柄、叶轴和小叶柄均无毛或有微毛；小叶7～15片；小叶片长圆状披针形或卵状长圆形，长8～15 cm，宽3.5～6 cm，边缘全缘或有不明显小齿，上面无毛或仅中脉有短毛，下面无毛或沿中脉两侧有疏少柔毛，基部两侧略不对称，对光可见透明小油点，揉之气香。花黄绿色；圆锥状聚伞花序顶生；萼片5片；花瓣5片；雄蕊5枚。核果近

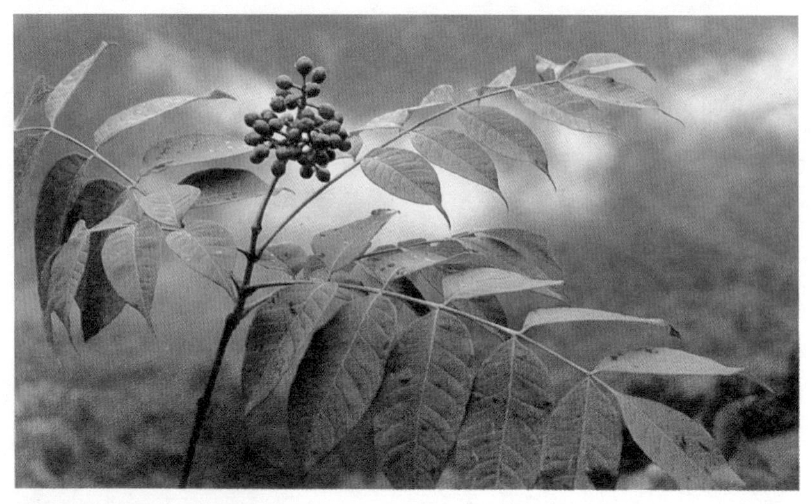

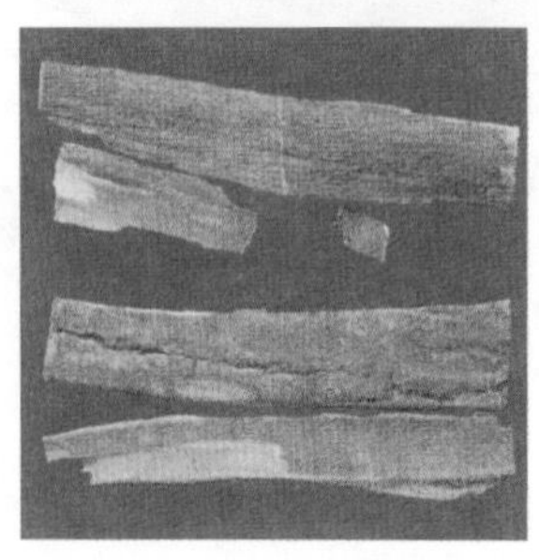

球形，直径约1 cm，成熟时蓝黑色。花期5～6月，果期9～11月。

▶**生境分布**　生于山地疏林或密林中。分布于陕西、甘肃、浙江、江苏、江西、福建、台湾、湖北、湖南、广东、广西、四川、贵州、云南等省（区）。

▶**采收加工**　3～6月间采收，选10年生以上的黄柏树，轮流剥取部分树皮，趁鲜刮去外面粗皮，截段晒干。用时洗净，切薄片或切碎。

▶**性味功效**　苦，寒。清热燥湿，解毒。

▶**用量**　3～12 g。

▶**验方**　1. 湿热黄疸：①黄柏、茵陈、栀子各10 g。水煎服。②黄柏、栀子各10 g，茵陈15 g，大黄6 g。水煎服。

2. 急性黄疸型肝炎：①黄柏、栀子各10 g。水煎服。②黄柏10 g，叶下珠、地耳草、鹰不扑各30 g。水煎服。

黄 牛 茶

►**来源** 藤黄科（或金丝桃科）植物黄牛木 *Cratoxylum cochinchinense*（Lour.）Bl. 的嫩叶。

►**形态** 落叶灌木。全株无毛。树干下部有刺。嫩枝叶通常淡红色，无毛。单叶对生；叶片椭圆形或长椭圆形，长3～10 cm，宽1～4 cm，两面无毛，下面散生小黑点，边缘全缘；叶柄长约3 mm，无毛。花粉红色、深红色或红黄色，直径1～1.5 cm；聚伞花序腋生或顶生；萼片5片；花瓣5片；雄蕊多数，长4～8 mm，花丝合生成3束。蒴果椭圆形，长约1 cm，无毛，棕色。种子小，倒卵形，一侧有翅。花期4～5月，果期6～10月。

►**生境分布** 生于山坡、灌木丛中或次生林中。分布于我国云南、广东、广西、海南等省（区）；越南、泰国、缅甸、马来西亚、

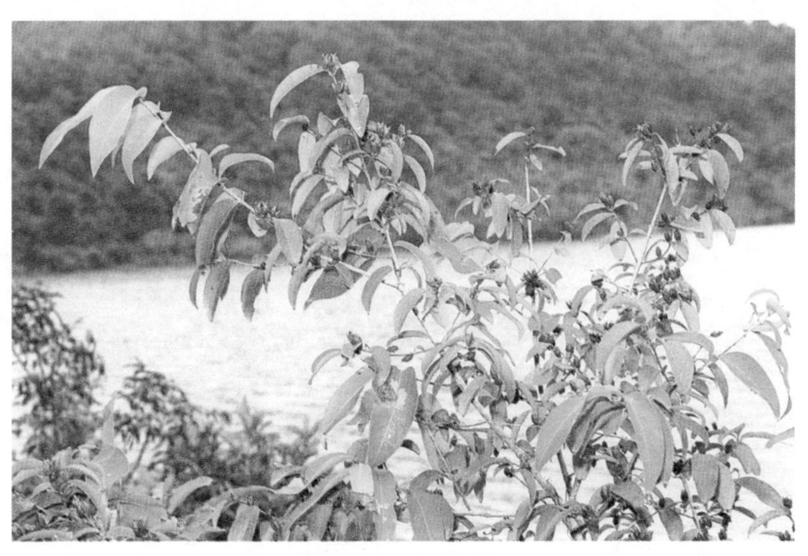

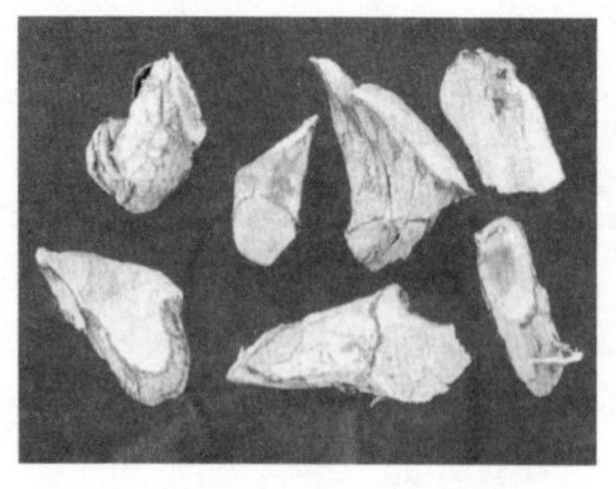

印度尼西亚、菲律宾等地也有分布。

▶**采收加工** 夏季采收，去净杂质，晒干。用时洗净，切碎。

▶**性味功效** 甘、微苦，凉。清热祛湿，消滞祛积。

▶**用量** 10～15 g。

▶**验方** 1. 急性黄疸型肝炎：①黄牛茶、溪黄草、鸡骨草各15 g。水煎服。②黄牛茶、地耳草、叶下珠各30 g。水煎服。③黄牛茶30 g，栀子、茵陈蒿各15 g，虎杖根10 g。水煎服。④黄牛茶30 g，雀梅藤根、鹰不扑各15 g。水煎服。⑤黄牛茶30 g，丹参、地耳草各15 g。水煎服。

2. 小儿黄疸型肝炎：黄牛茶、鸡眼草、栀子各10 g，金针菜（萱草花）、粉丝各30 g。水煎，加白糖适量，去前面3味药渣后，全部吃下。

黄毛耳草

▶**来源** 茜草科植物金毛耳草 *Hedyotis chrysotricha*（Palib.）Merr. 的全草。

▶**形态** 多年生卧地草本。茎有金黄色长柔毛，节上生根。单叶对生，叶柄短；叶片卵形或椭圆形、椭圆状披针形，长1～2 cm，宽6～10 cm，边缘全缘，两面均有金黄色长柔毛，侧脉每边2～3条；托叶基部合生，上部有长凸尖，边缘有疏齿。花淡红色或白色，长约6 mm；数朵生于叶腋；萼筒短，4裂；花冠漏斗状，内面有毛，4裂；雄蕊4枚。蒴果扁球形，有毛，顶端有宿存的萼裂片。花期6～7月，果期8～9月。

▶**生境分布** 生于山谷林下、山野路边草地、荒山湿草地、灌木丛中、沟边、田边。分布于浙江、江苏、江西、安徽、福建、台湾、湖北、湖南、广东、广西、海南等省（区）。

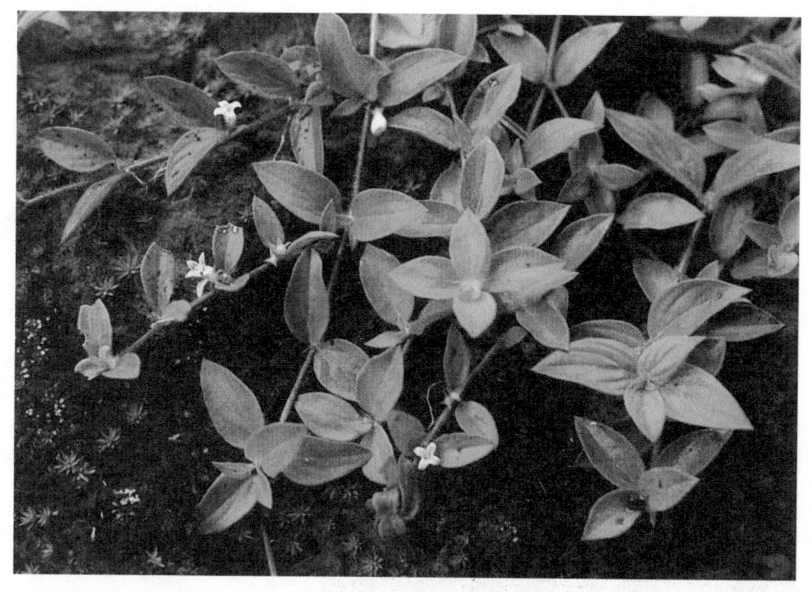

►**采收加工** 夏、秋季采收，除去杂质，晒干。用时洗净，切短段。

►**性味功效** 微苦，平。清热解毒，利水消肿。

►**用量** 15～30 g。

►**验方** 1. 晚期血吸虫病肝硬化腹水，湿热黄疸：黄毛耳草60 g（鲜品100 g）。水煎趁热顿服。连服10日。

2. 黄疸型肝炎：①黄毛耳草60 g。水煎，白糖调服。③黄毛耳草、溪黄草各30 g。水煎服。

3. 慢性肝炎：黄毛耳草30 g，六月雪根、夏枯草各15 g，阴行草、虎刺根各12 g，海金沙草、前胡、野山楂根各10 g。水煎服。

黄珠子草

▶**来源**　大戟科植物黄珠子草 *Phyllanthus virgatus* Forst. f. 的全草。

▶**形态**　一年生直立分枝草本，全株无毛。茎基部有狭棱。单叶互生；叶片线状披针形、长圆形或狭椭圆形，长5～25 mm，宽2～7 mm，边缘全缘，基部两侧不相等，两面均无毛；几乎无叶柄；托叶卵状三角形。花黄绿色；雌雄同株；通常2～4朵雄花和1朵雌花同簇生于叶腋，无花瓣；雄花萼片6片；雄蕊3枚，花丝分离；雌花花萼6深裂；花柱分离。蒴果扁球形，直径约3 mm，表面有鳞片状突起，萼裂片宿存，果梗长约8 mm。花期4～5月，果期6～11月。

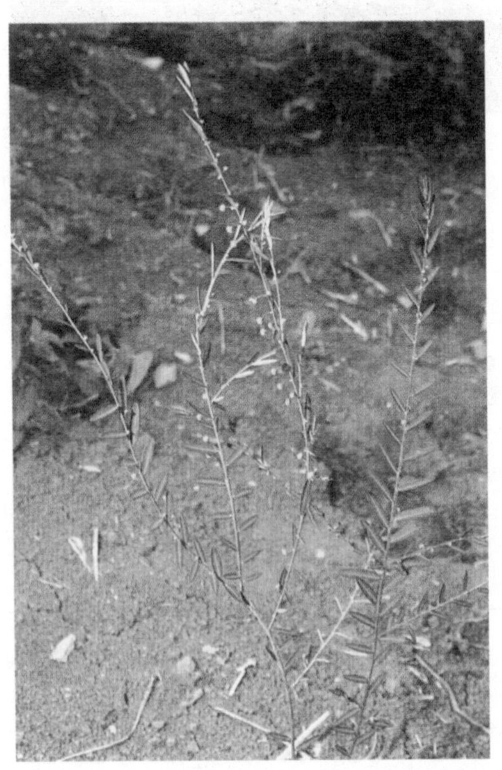

▶**生境分布**　生于湿润的平原草地、山地草坡、沟边草丛、路边、灌木丛。分布于我国陕西、山西、河北、河南、山东、浙江、江苏、江西、安徽、福建、台湾、湖北、湖南、广东、广西、海南、四川、贵州、云南等省（区）；印度、东南亚地区及太平洋沿岸各地也有分布。

▶**采收加工**　夏、秋

季采收，除净杂质，晒干。用时洗净，切段。

▶**性味功效** 甘，平。清热散结，健脾消食。

▶**用量** 15～30 g。

▶**验方** 黄疸型肝炎：①黄珠子草30 g。水煎冲糖服。②黄珠子草30 g，马蹄金、地耳草、天胡荽各20 g。水煎服。③黄珠子草、溪黄草、车前草各30 g。水煎服。④黄珠子草30 g，茵陈蒿、栀子各15 g，虎杖根（或木蝴蝶根）10 g。水煎服。

黄鳝藤根

▶**来源** 鼠李科植物多花勾儿茶 *Berchemia floribunda*（Wall.）Brongn. 的根。

▶**形态** 落叶藤状灌木。根粗壮，表面如黑枣皮，切断面呈金黄色。嫩枝无毛。单叶互生；叶片卵形或卵状椭圆形，长4～9 cm，宽2～5 cm，生于下部的叶较大，长达11 cm，宽达6.5 cm，先端常锐尖，边缘全缘，两面均无毛，或下面叶脉基部有疏短柔毛，侧脉每边

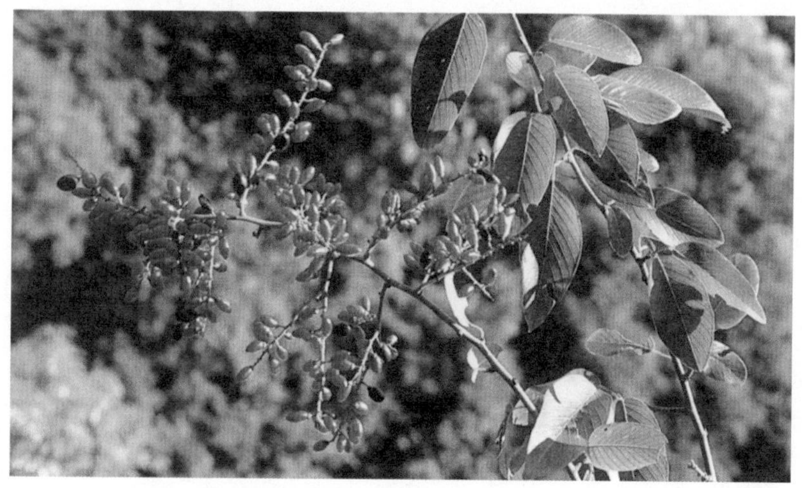

9～12条，两面均稍突起；叶柄长1～3 cm，无毛；托叶狭披针形，宿存。花黄绿或黄白色；聚伞圆锥花序顶生，花序轴无毛或有微柔毛；萼片5片；花瓣5片；雄蕊5枚。核果圆柱状椭圆形；果梗长约3 mm，无毛。花期7～10月，果期次年4～5月。

▶生境分布 生于林边、山谷、山坡、灌木丛中。分布于我国陕西、甘肃、山西、河南、江苏、浙江、江西、安徽、福建、湖北、湖南、广东、广西、海南、四川、贵州、云南等省（区）；越南、印度、不丹、尼泊尔、日本等地也有分布。

▶采收加工 秋季采收，洗净，趁鲜切片晒干。用时洗净，切碎。

▶性味功效 甘、淡，平。利湿退黄，活血止痛。

▶用量 30～60 g。

▶禁忌 孕妇忌服。

▶验方 1. 慢性肝炎：①黄鳝藤根60 g，千斤拔45 g，香附10 g。水煎冲蜜糖服。②黄鳝藤根、茅莓根、虎杖根、六月雪根（茜草科）各30 g，丹参10 g。水煎服。③黄鳝藤根60 g，橄榄根、桃树寄生各30 g，千斤拔15 g，香附10 g。水煎冲糖服。

2. 急性黄疸型肝炎：黄鳝藤根60 g，黄花母（白背黄花捻）、茵陈、鬼针草、桃金娘根各25 g，甘草6 g。水煎服。连服7～30日。

3. 急、慢性肝炎：黄鳝藤根、雀梅藤根、鸡眼草各30 g，茵陈15 g，白芍6 g。水煎服。

黄花倒水莲

▶来源 远志科植物黄花远志 *Polygala fallax* Hemsl. 的根。

▶形态 直立灌木，高1.5～2.5m。根粗壮，表面淡黄色。嫩枝有短柔毛，老枝无毛。单叶互生，叶片椭圆状披针形或长圆形，长10～15 cm，宽3～5 cm，边缘全缘，上面仅叶脉有微柔毛，下面有微柔毛。花黄色，长约1.5 cm；总状花序长10～30 cm，顶端常弯垂，顶

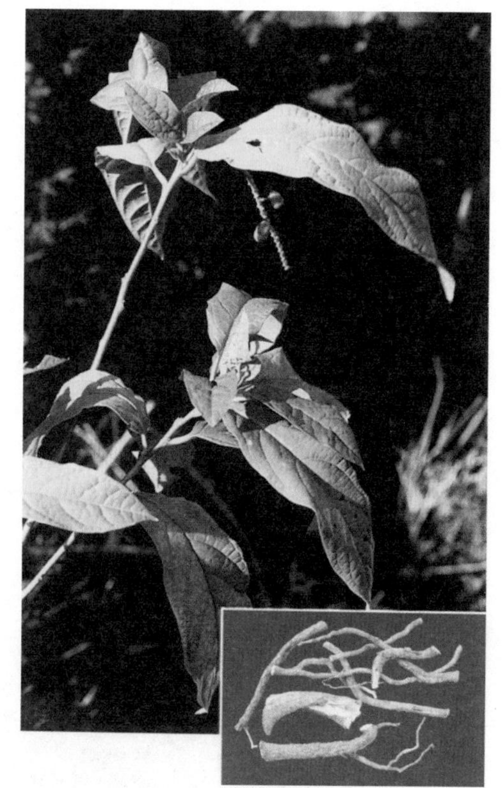

生或侧生或与叶对生；萼片5片，边缘有毛；花瓣3片，下部合生，两侧的两片狭长圆形，中间一片龙骨瓣背脊上有一束呈树枝状分支的附属物；雄蕊8枚，花丝下部合生。蒴果扁肾球形或近圆肾形，直径约1.2 cm，有狭翅。种子近球形，有短柔毛，顶端有膜质延伸的假种皮。花、果期5～10月。

▶**生境分布** 生于山谷、沟边、湿润的灌木丛中。分布于我国江西、福建、湖南、广东、广西、云南、四川等省（区）。

▶**采收加工** 夏、秋季采收，洗净，晒干或趁鲜切片晒干。用时洗净，切碎。

▶**性味功效** 甘、微苦，平。补益强壮，除湿，散瘀。

▶**用量** 15～30 g。

▶**验方** 急、慢性肝炎：①黄花倒水莲30 g。水煎服。②黄花倒水莲15 g，地耳草30 g，茵陈蒿20 g。水煎服。③黄花倒水莲、鸡眼草、茵陈蒿各30 g，车前草12 g，白芍6 g。水煎服。10日为1疗程。

排钱草根

►**来源**　豆科植物排钱树 *Phyllodium pulchellum*（L.）Desv. 的根。

►**形态**　小灌木。嫩枝有短柔毛。羽状复叶互生，小叶3枚；小叶片卵形、椭圆形或倒卵形，边缘全缘或波状，上面近无毛，下面有短柔毛，顶生小叶片长6～10 cm，宽2.5～4.5 cm，侧生小叶片比顶生小叶片小1倍，基部偏斜；托叶三角形；小托叶钻形。花白色或淡黄色；伞形花序藏于叶状苞片内；叶状苞片近圆形，直径1～1.5 cm，边缘及两面均有短毛，有羽状脉，排列成顶生或腋生总状花序状；花萼5齿裂；花冠蝶形；雄蕊10枚，花丝合生。荚果通常有2荚节，长约6 mm，宽约2.5 mm，成熟时无毛或有疏毛。花期7～9月，果期10～11月。

►**生境分布**　生于山坡、山谷、溪边、荒地、疏林下。分布于我

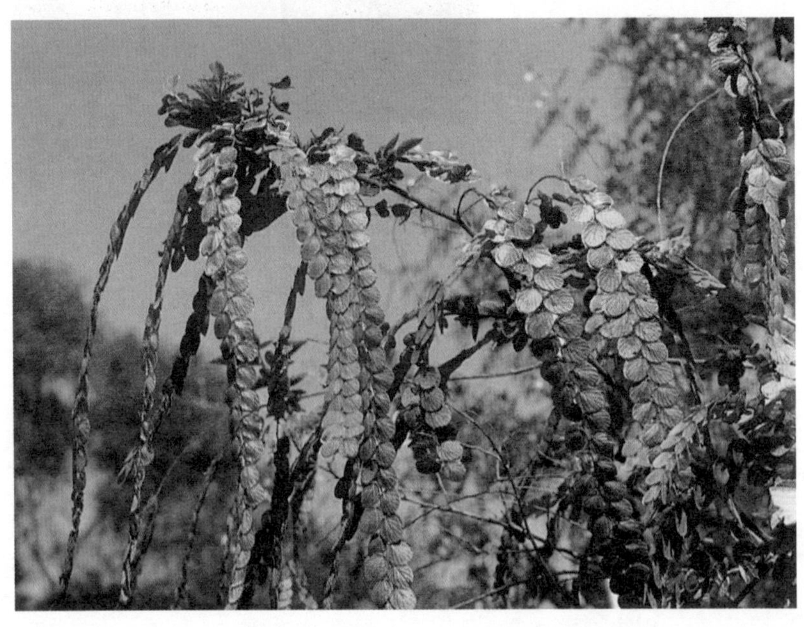

国江西、福建、台湾、广东、广西、海南、云南等省（区）；越南、缅甸、菲律宾、印度、马来西亚等地也有分布。

▶**采收加工** 夏、秋季采收，洗净，切片晒干。用时洗净，切碎。

▶**性味功效** 淡、涩，平；有小毒。清热利湿。

▶**用量** 15～30 g。

▶**禁忌** 孕妇忌服。

▶**验方** 1. 黄疸型肝炎：鲜排钱草根30 g。水煎服。

2. 急性黄疸型肝炎：排钱草根30 g，茵陈、马兰草、积雪草、车前草各10 g，甘草6 g。水煎服，30日为1疗程。

3. 慢性肝炎：①排钱草根、白背叶根各25 g，勒党花椒根12 g，姜黄、鸡矢藤各5 g。水煎服。②排钱草根、白背叶根各30 g，豆豉姜（山鸡椒根）15 g。水煎服。

4. 肝脾肿大：①排钱草根30 g，辣椒根10 g。水煎服。②排钱草根30 g，白花丹根10 g。水煎服。

雀梅藤根

▶**来源** 鼠李科植物雀梅藤 *Sageretia thea*（Osbeck）Johnst. 的根。

▶**形态** 常绿藤状灌木。小枝有刺和短柔毛。单叶互生或近对生；叶片椭圆形、长圆形或卵状椭圆形，长1～4.5 cm，宽0.7～2.5 cm，边缘有细锯齿，上面无毛，下面无毛或沿叶脉有疏柔毛，侧脉每边3～4条，上面不下陷；叶柄有毛。花黄色或淡黄色，无梗；穗状花序或圆锥状穗状花序，生于枝顶或叶腋，花序轴长约5 cm，有短柔毛；萼片5片；花瓣5片；雄蕊5枚。核果近圆球形，直径约5 mm，成熟时黑色或紫黑色，味酸可食。花期7～11月，果期次年3～5月。

▶**生境分布** 生于旷野灌木丛中、路边、沟边、林边、林下。分布于我国浙江、江苏、江西、安徽、福建、台湾、湖北、湖南、广东、广西、海南、四川、云南等省（区）；越南、印度、朝鲜、日本

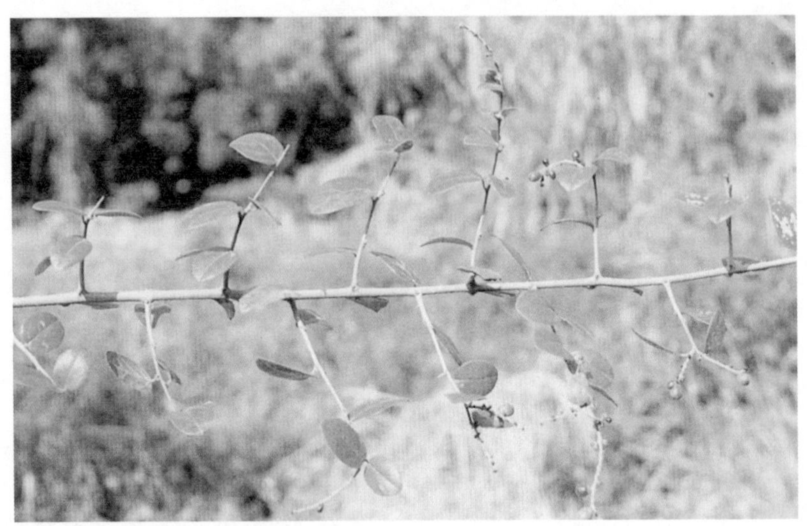

等地也有分布。

▶采收加工 秋、冬季采收，洗净，趁鲜切片，晒干。用时洗净，切碎。

▶性味功效 甘、淡，平。清热解毒，利湿退黄，保护肝脏。

▶用量 10～15 g。

▶验方 1. 黄疸型肝炎：①鲜雀梅藤根、鲜萱草根各30 g，鲜栀子15 g。水煎服。②雀梅藤根、地耳草各30 g，鸡骨草60 g，栀子12 g，车前草15 g。水煎服。

2. 湿热黄疸：①雀梅藤根30 g。水煎调糖服。②雀梅藤根、溪黄草各30 g，虎杖根10 g。水煎服。

蛇葡萄根

▶来源 葡萄科植物蛇葡萄 *Ampelopsis sinica*（Miq.）W. T. Wang 的根或根皮。

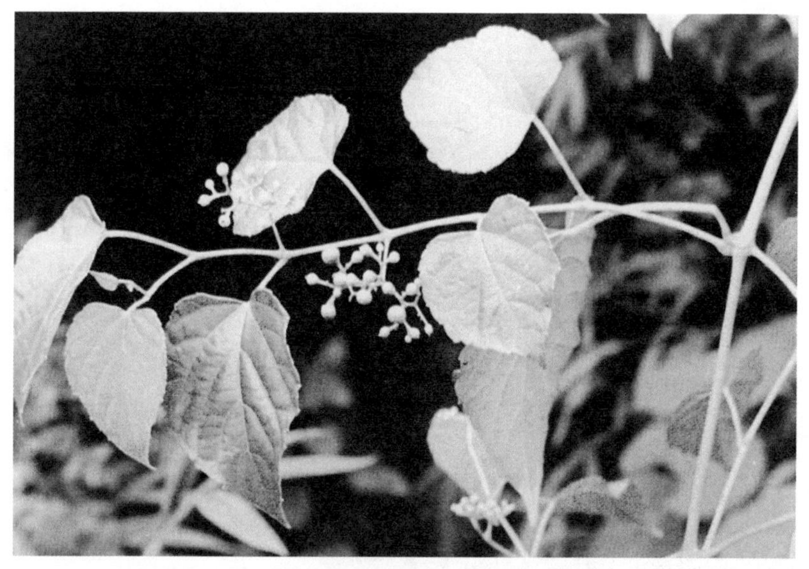

▶**形态** 落叶木质攀缘藤本。根圆柱状，表皮红色，内皮厚肉质，白色。嫩枝有毛，卷须分叉，与叶对生。单叶互生；叶片卵形或阔卵形，长6～12 cm，宽5～10 cm，先端渐尖，基部浅心形，边缘有锯齿，通常3～5浅裂，两面疏生短柔毛；叶柄长3～7 cm。花黄绿色；聚伞花序与叶对生，有短柔毛；萼齿5枚，不明显；花瓣5片，长圆形，离生；雄蕊5枚；花盘与子房离生。浆果近球形，直径约7 mm，成熟时黑色或蓝黑色。花期6～7月，果期9～10月。

▶**生境分布** 生于旷野平地灌木丛中、山谷或溪边疏林下。分布于我国河南、江苏、浙江、江西、安徽、福建、台湾、湖北、湖南、广东、广西、海南、贵州、四川、云南等省（区）；越南、菲律宾、日本等地也有分布。

▶**采收加工** 秋季采收，洗净，趁鲜切片，晒干。用时洗净，切碎。

▶**性味功效** 甘，苦，凉。清热解毒，消肿止痛。

▶**用量** 15～30 g。

▶**验方** 1. 急性黄疸型肝炎：①蛇葡萄根、茵陈蒿、白英各

15 g。水煎服。②蛇葡萄根30 g，半边莲、六月雪根、美人焦（美人蕉科）根各15 g。水煎服。连服10～30日。食欲差加山楂根15 g，尿黄加海金沙15 g，上腹疼痛加延胡索、丹参各10 g同煎服。

2. 慢性肝炎：①蛇葡萄根30 g。水煎服。②蛇葡萄根、鸡骨草各30 g，猪脊骨150 g。煲水服。

猫尾草根

▶**来源**　豆科（或蝶形花科）植物猫尾草 *Uraria crinita*（L.）Desv. ex DC. 的根。

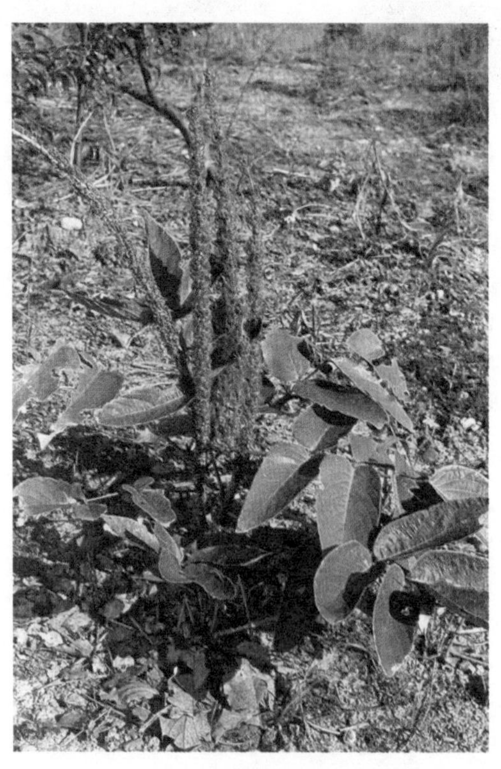

▶**形态**　直立亚灌木。根圆锥形。茎枝有短柔毛。单数羽状复叶互生，小叶3～7片；小叶片长椭圆形、卵形或卵状披针形，顶生小叶长6～15 cm，宽3～8 cm，上面无毛或中脉有毛，下面叶脉有毛，侧生小叶略小；叶柄长5～15 cm；托叶三角形；小叶柄长约3 mm；小托叶狭三角形。花紫色；总状花序顶生，长15～30 cm或更长，密生长硬毛；花密集；花梗长约1 cm，弯曲，有钩状毛和长柔毛；花萼5裂；花冠蝶形；雄蕊10枚，其中9枚合生。荚果有短柔毛，荚节2～4节，扭曲重叠。花、果期4～9月。

►**生境分布** 生于旷野平地、路边、沟边、灌木丛中。分布于我国江西、福建、台湾、广东、广西、海南、云南等省（区）；中南半岛及斯里兰卡、印度、马来半岛、澳大利亚等地也有分布。

►**采收加工** 夏、秋季采收，洗净晒干。用时洗净，切片。

►**性味功效** 淡，凉。清热解毒，除湿化痰。

►**用量** 15～30 g。

►**禁忌** 孕妇忌服。

►**验方** 1. 黄疸型肝炎：猫尾草根、鸡骨草、栀子根、车前草各30 g。水煎服。

2. 急性黄疸型肝炎：①猫尾草根、鸡骨草、栀子根、薜荔、倒扣草、茅莓根、茅瓜块根各30 g。水煎服。②猫尾草根30 g，溪黄草、叶下珠各20 g。水煎服。③猫尾草根、茵陈蒿各30 g，栀子15 g。水煎服。

斑地锦（地锦草、乳汁草）

►**来源** 大戟科植物斑地锦 *Euphorbia maculata* L. 的全草。

►**形态** 一年生小草本，富含乳状液汁；茎平卧地面，有短柔毛。单叶通常对生；叶片椭圆形或倒卵状椭圆形，长5～9 mm，宽2～4 mm，先端锐尖，基部近圆形，不对称，边缘上部有疏细锯齿，上面无毛，中央有紫斑，下面有柔毛；叶柄极短。花暗红色；杯状聚伞花序腋生；总苞顶端4裂；腺体4枚，横长圆形。蒴果三棱状球形，直径1.8 mm，有柔毛。种子卵形有棱角。花期3～5月，果期6～9月。

►**生境分布** 生于平原草地、小山坡路边湿地、园边、溪边。分布于我国江苏、浙江、福建、江西、湖北、湖南等省；亚洲其他地区、欧洲、北美等地也有分布。

►**采收加工** 夏、秋季采收，除去杂质，晒干。用时洗净，切段。

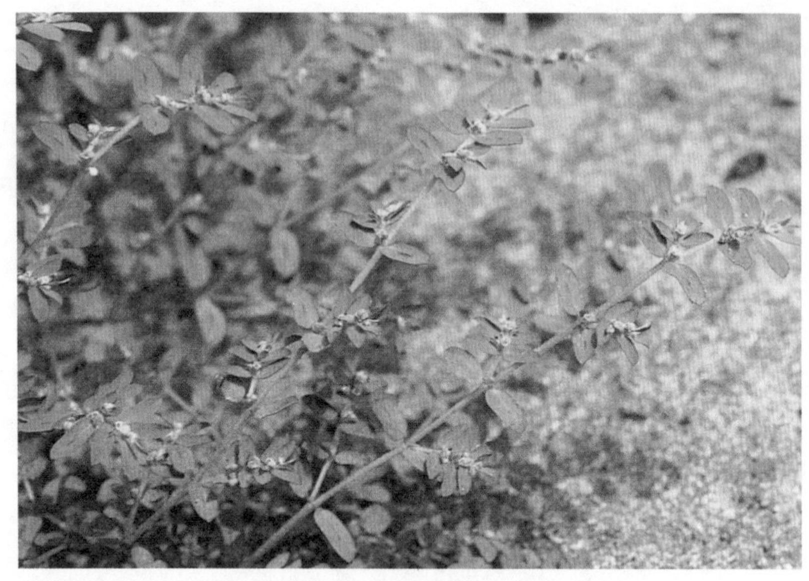

►**性味功效**　苦、辛，平。清热利湿，凉血，解毒。

►**用量**　15～30 g。

►**验方**　1. 湿热黄疸：①斑地锦30 g。水煎，调糖服。②斑地锦、虎杖根各15 g。水煎服。

2. 黄疸型肝炎：①斑地锦20 g，垂柳叶、茵陈蒿各30 g，稗子草（稗子全草）、小蓟根各15 g。水煎服。②斑地锦15 g，溪黄草、地耳草各30 g。水煎服。③斑地锦15 g，三叶香茶菜、鸡眼草各30 g。水煎服。

葫芦茶（铺地葫芦茶）

►**来源**　豆科（或蝶形花科）植物蔓茎葫芦茶 *Desmodium pseudotriquetrum* DC. 的全草。

►**形态**　半灌木，全株伏地多分枝。茎三棱形，棱上疏生短硬毛。叶互生；小叶1个，卵形或卵状披针形，长3～10 cm，宽1.3～5.2 cm，

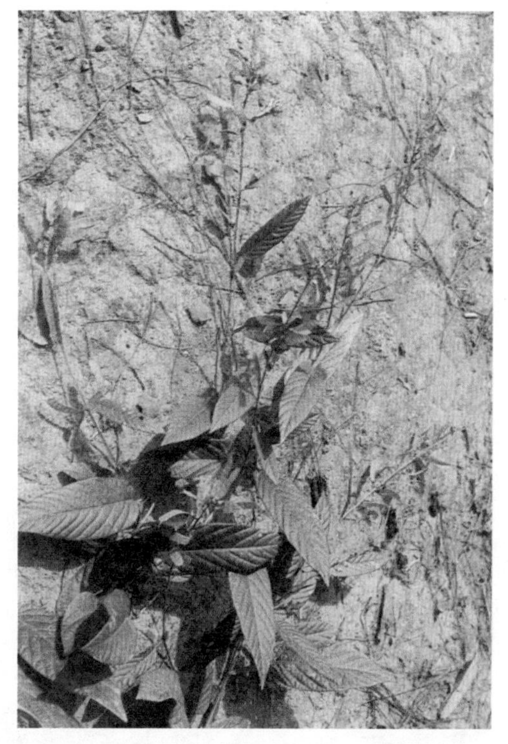

顶端急尖，基部心形，上面近无毛，下面叶脉有毛，边缘全缘；叶柄长1～3 cm，两侧有宽翅；托叶披针形，有纵脉。花紫红色；总状花序顶生或腋生；花萼有疏柔毛，萼齿5枚；花冠蝶形，长约7 mm；雄蕊10枚，其中9枚合生，1枚分离。荚果扁平长圆形，长20～28 mm，网状脉明显，果皮无毛，仅腹、背缝线有柔毛。花、果期8～9月。

▶**生境分布** 生于向阳山坡疏林下、路边、丘陵地区空旷地。分布于我国浙江、江西、福建、台湾、广东、广西、海南、云南等省（区）；越南等地也有分布。

▶**采收加工** 夏、秋季采收，除去杂质，晒干。用时洗净，切段。

▶**性味功效** 甘、苦，微寒。清热解毒，利水消肿。

▶**用量** 15～30 g。

▶**验方** 1. 急性黄疸型肝炎：①葫芦茶、赛葵、栀子、地耳草、阴行草各30 g。水煎服。②葫芦茶、白茅根各15 g，黄牛茶30 g，车前草、鸡血藤各10 g。水煎服。

2. 肝硬化：①葫芦茶、地耳草、娃儿藤根（萝藦科）、岗松根各10 g。水煎服。②葫芦茶、白花蛇舌草、鹰不扑各30 g，丹参10 g，甘草6 g。水煎服。

萹　蓄

►**来源**　蓼科植物萹蓄 *Polygonum aviculare* L. 的全草。

►**形态**　一年生草本。茎平卧地面或斜展，嫩枝有棱。单叶互生；叶片狭椭圆形或长圆状倒卵形、线状披针形，长1～3 cm，宽2～7 mm，边缘全缘，两面均无毛，基部有关节；托叶鞘筒形抱茎，有明显脉纹，先端多裂。花暗绿色，边缘带红色或白色，1～5朵簇生于叶腋，全露或半露出托叶鞘之外；花被5裂；雄蕊8枚，花丝线形，基部增大。果卵状三棱形，有点状线纹，长约3 mm，黑色，包于宿存花被内，花被片边缘粉红色。花期4～8月，果期6～9月。

►**生境分布**　生于向阳荒地、河滩沙地、草地、路边、沟边。分布于全中国各省（区）；亚洲、欧洲、美洲各地也有分布。

►**采收加工**　夏、秋季采收，除去杂质，晒干。用时洗净，切段。秋后的老茎不能入药。

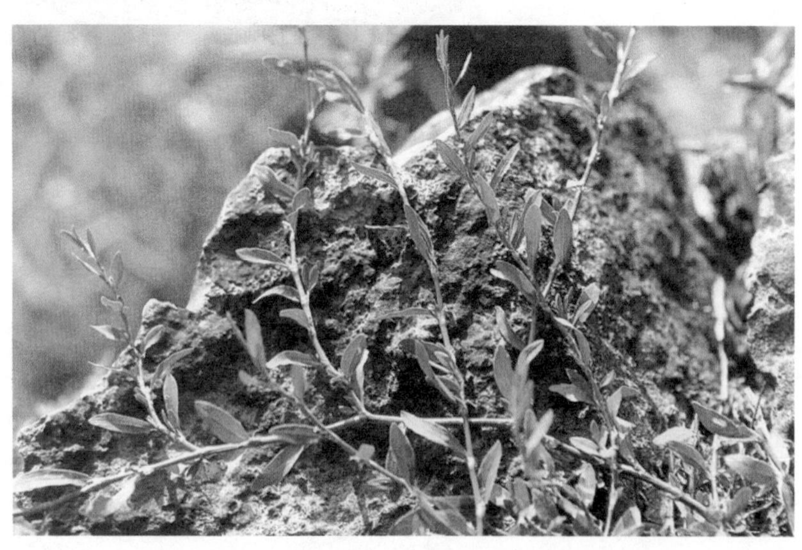

▶**性味功效**　苦，微寒。清热利湿。

▶**用量**　10～15 g。

▶**验方**　1. 湿热黄疸：①萹蓄30 g。水煎服，或加入黄壳鲜蚬60 g同煎服。②萹蓄、车前子各30 g。水煎服。③萹蓄、茵陈蒿各30 g，栀子15 g。水煎服。④萹蓄、木通、千层纸、鸡眼草、木贼、土常山各10 g。水煎服。

2. 肝炎：①萹蓄50 g，龙眼叶30 g，露兜勒白色嫩叶60 g。水煎冲白糖服。②萹蓄、广金钱草各60 g，鸡眼草100 g，虎杖根30 g。水煎冲白糖服。③萹蓄、溪黄草、地耳草各15 g。水煎服。

酢浆草

▶**来源**　酢浆草科植物酢浆草 *Oxalis corniculata* L. 的全草。

▶**形态**　多年生草本，全株有酸味。茎平卧地面或斜升，有疏柔毛，节上生根。叶基生或茎上互生，指状复叶，小叶3片，无柄；小叶片倒心形，长4～16 mm，宽4～22 mm，边缘全缘，先端凹入，两面有柔毛或上面无毛，边缘有毛。花黄色，单朵或数朵排列成伞形花序腋生；花萼5片；花瓣5片；雄蕊10枚，花丝基部合生成筒。蒴果长圆形，有5棱，有短柔毛，成熟时自行开裂，弹出种子。花、果期2～9月。

▶**生境分布**　生于潮湿的空旷草地、田边、园边、河谷沿岸、荒坡草地。分布于我国各省（区）；亚洲温带和亚热带地区、欧洲、地中海、北美等地也有分布。

▶**采收加工**　夏、秋季采收，除净杂质，晒干。用时洗净，切段。

▶**性味功效**　酸，凉。清热利湿，解毒消肿。

▶**用量**　15～30 g。

▶**禁忌**　孕妇慎服。

▶**验方**　1. 肝炎：酢浆草研粉压片，每片重0.3 g，每次服5片，每

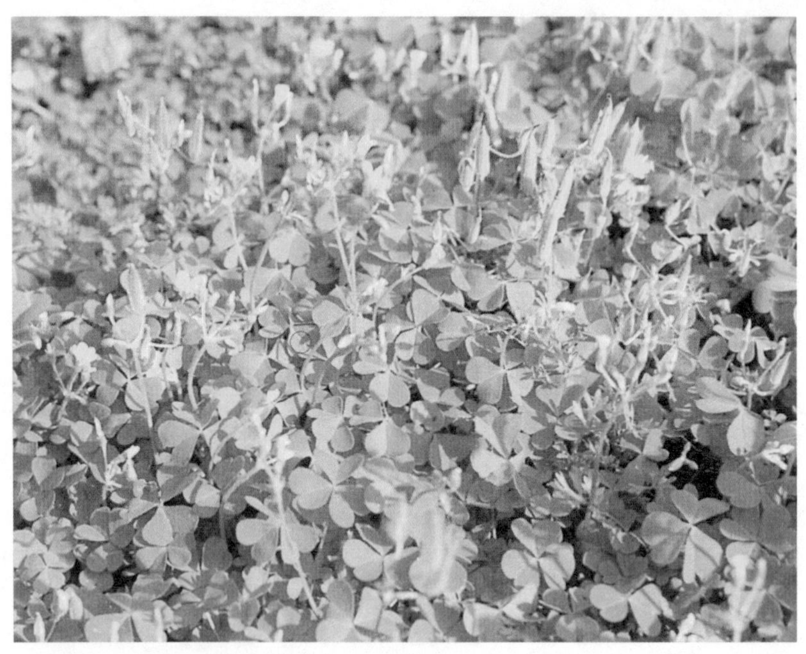

日服3～4次，开水送服。

2. 急性黄疸型肝炎：①酢浆草30 g。水煎服；或鲜酢浆草60 g和米泔水捣汁服，每日1剂。②酢浆草10 g，六月雪（茜草科）根60 g，天胡荽30 g。水煎服。③酢浆草、夏枯草、茵陈、车前草各15 g。水煎调白糖服。

3. 急性黄疸型或无黄疸型肝炎：酢浆草15 g，鸡眼草、马兰草、石上柏各30 g。水煎服。

铺地蜈蚣（垂穗石松）

►**来源**　石松科植物灯笼石松 *Palhinhaea cernua*（L.）A. Franco et Vasc. 的全草。

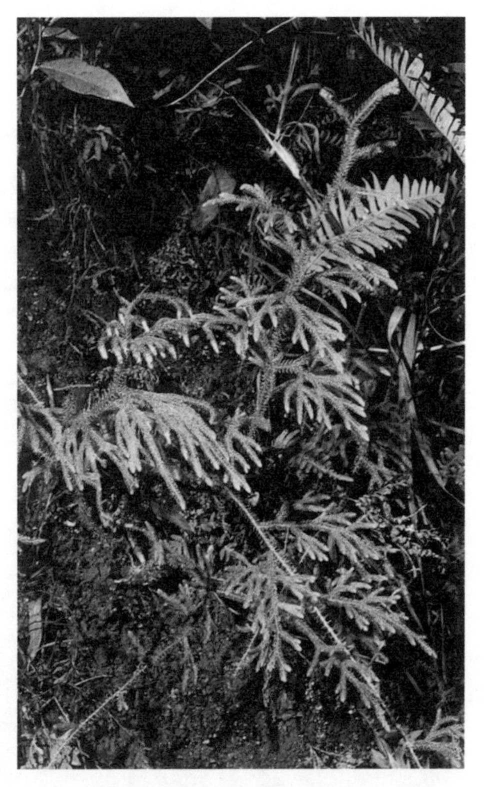

▶**形态** 多年生草本。茎细长，叉状分枝，末回分枝短于3 cm；茎枝初时横走，后渐直立，直立部分高30～50 cm。叶密生，螺旋状排列；叶片线状钻形，弯曲而向上，长2～3 mm，先端锐尖，边全缘。孢子囊穗无梗，单生于各侧生小枝顶端，长8～20 mm，直径2～3 mm，常下垂；孢子叶阔卵圆形，边缘有长睫毛；孢子囊圆肾形。孢子期夏、秋季。

▶**生境分布** 生于酸性土壤的山脚、山坡灌木丛中、溪边草地上。分布于我国浙江、江西、福建、台湾、湖南、广东、广西、海南、四川、贵州、云南等省（区）；亚洲热带其他地区也有分布。

▶**采收加工** 全年可采收，除去杂质，晒干。用时洗净，切碎。

▶**性味功效** 微甘、微涩，平。清热利湿。

▶**用量** 15～30 g。

▶**禁忌** 孕妇慎用。

▶**验方** 1. 黄疸型肝炎：①铺地蜈蚣30 g。水煎服。②铺地蜈蚣、无根藤各30 g，栀子15 g。水煎服。

2. 黄疸：铺地蜈蚣30 g，瘦猪肉100 g。先将瘦猪肉煮汤，以汤煎药服。

3. 急性肝炎：①铺地蜈蚣、地耳草、马兰草（路边菊）各30 g，小飞扬草15 g。水煎服。②铺地蜈蚣、溪黄草、地耳草各30 g。水煎服。③铺地蜈蚣30 g，茵陈蒿、栀子各15 g，虎杖根10 g。水煎服。

隔山香

▶**来源** 伞形科植物隔山香 *Ostericum citriodorum*（Hance）Yuan et Shan. 的根。

▶**形态** 多年生直立草本，全株无毛，有香气。根肥大近纺锤形，外表棕黄色，里面黄白色，有当归味。茎圆柱形，无毛。2～3回羽状复叶互生，羽片1～2对，每羽片又3～5羽状分裂，末回裂片长圆状披针形或长披针形，长3～6.5 cm，宽4～25 mm，边缘密生细锯齿，两面均无毛，干后波状皱缩。花白色；复伞形花序顶生；总苞片6～8片，披针形；小总苞片5～8片，狭线形；花萼与子房贴生，萼齿5枚；

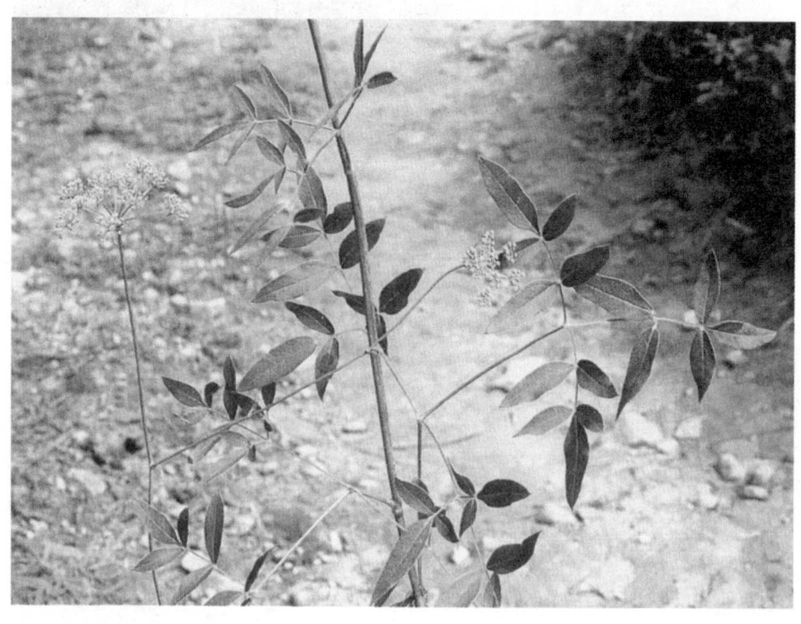

花瓣5片；雄蕊5枚。果实椭圆形，背棱和中棱细线形，侧棱有宽翅，无毛，有柠檬香气。花期6～8月，果期8～10月。

▶**生境分布** 生于山坡、林边、路边、沟边、草丛中、灌木林下。分布于我国浙江、江西、福建、湖南、广东、广西等省（区）。

▶**采收加工** 秋季采收，洗净，阴干。用时洗净，切片或切碎。

▶**性味功效** 微辛、苦，微温。行气止痛，活血散瘀。

▶**用量** 15～30 g。

▶**验方** 1. 黄疸型肝炎：隔山香、虎杖根各20 g，岗梅、车前草各30 g，功劳木12 g。水煎服。

2. 肝硬化腹水：①隔山香30 g。水煎服。②隔山香、半枝莲、地耳草、半边莲各15 g。水煎服。

3. 急性肝炎：隔山香、铁线草、地柏枝（江南卷柏）各30 g。水煎服，7日为1疗程。

路 边 青

▶**来源** 马鞭草科植物大青 *Clerodendrum cyrtophyllum* Turcz. 的根、叶。

▶**形态** 落叶灌木。根圆柱状，表面淡黄色，断面类白色。嫩枝有短柔毛。单叶对生；叶片椭圆形或长圆形，长6～16 cm，宽3～7 cm，边缘全缘，两面无毛或沿叶脉有疏短柔毛，下面常有腺点或两面均无腺点；叶柄长1～5 cm。花白色；聚伞圆锥花序顶生或腋生；花萼杯状，长3～4 mm，顶端5裂；花冠管长约1 cm，顶端5裂；雄蕊4枚。果实近球形，成熟时蓝紫色，直径5～7 mm，为红色宿萼所托。花、果期6月至次年2月。

▶**生境分布** 生于旷野山坡、路边、荒地、沟谷边、林边，灌木丛中。分布于我国河南、山东、江苏、浙江、江西、安徽、福建、台湾、湖北、湖南、广东、广西、海南、贵州、云南、四川、西藏等省

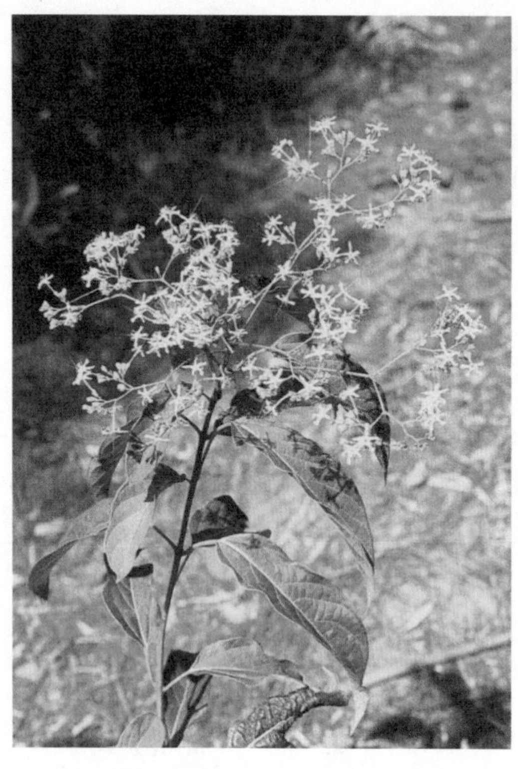

（区）；越南、马来西亚、朝鲜等地也有分布。

▶**采收加工** 夏、秋季采收，除去杂质，分别晒干。用时洗净，叶切丝，根切薄片。

▶**性味功效** 苦，寒。清热解毒，凉血，利湿。

▶**用量** 根：10～15 g；叶：15～30 g。

▶**验方** 1. 黄疸肝炎：①鲜路边青根30～60 g，百草霜（烧茅草木柴的锅底烟灰）10 g。水煎服。②鲜路边青根60 g，猪肝100 g，百草霜10 g。水煎服。

2. 急性黄疸型肝炎：①路边青叶、马鞭草、车前草各15 g。水煎加红糖15 g调服，15日为1疗程。②路边青根、溪黄草各15 g，地耳草30 g。水煎服。③路边青根15 g，马蹄金、地耳草各30 g。水煎服。

溪黄草

▶**来源** 唇形科植物线纹香茶菜 *Rabdosia lophanthoides*（Buch.-Ham. ex D. Don）Hara 的全草。

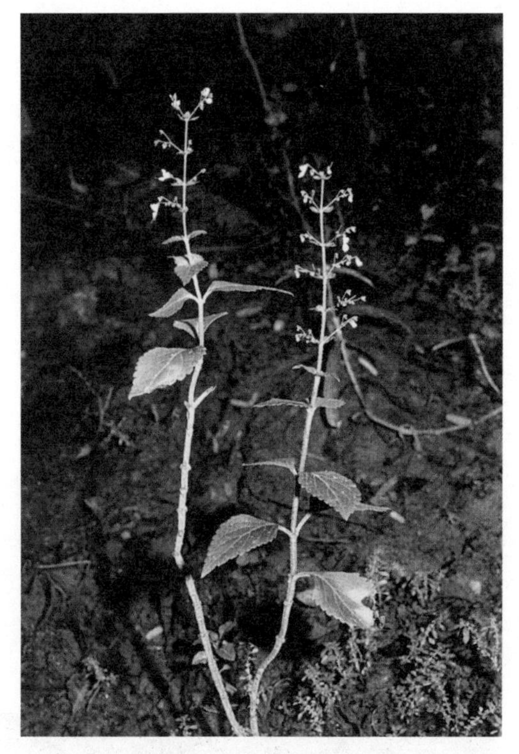

►**形态** 多年生直立草本，高15～100 cm。茎四棱形，有短柔毛。单叶对生；叶片卵形、宽卵形或长圆状卵形，长1.5～8 cm，宽0.5～5 cm，边缘有圆锯齿，两面有微毛或近无毛，下面布满褐色腺点，新鲜时揉烂有黄色汁液。花白色而带微紫色，有紫红色斑点；聚伞圆锥花序顶生；花萼长约2 mm，有刚毛、微柔毛或近无毛，具有近相等的5齿；花冠2唇形，长约6 mm，上唇4深圆裂，裂片极外反，下唇稍长于上唇；雄蕊4枚。小坚果4枚，卵状长圆形，果萼有近相等的5齿，通常下倾。花、果期8～12月。

►**生境分布** 生于沼泽地、沟边、河旁湿润地、山谷。分布于我国浙江、江西、福建、台湾、湖北、湖南、广东、广西、海南、四川、贵州、云南、西藏等省（区）；印度、不丹等地也有分布。

►**采收加工** 夏、秋季采收，除去杂质，晒干。用时洗净，切短段。

►**性味功效** 苦，寒。清热利湿，凉血散瘀。

►**用量** 15～30 g。

►**验方** 1. 急性黄疸型肝炎：①溪黄草30 g。水煎调白糖服，连服20～30日。②溪黄草、马蹄金、鸡骨草、车前草各30 g。水煎服。③溪黄草、马鞭草、丁癸草各15 g。水煎调红糖服。④溪黄草、地耳草、半边莲、车前草各30 g，瘦猪肉100 g。水炖服。⑤溪黄草、虎杖根各30 g，白背叶根、鸡眼草各15 g。水煎冲白糖服。

2. 肝硬化腹水：溪黄草、地耳草（或葫芦茶）各30 g。水煎调白糖服。

3. 急、慢性肝炎：溪黄草、鸡骨草、地耳草、积雪草各30 g。水煎服。

蔊　菜

►**来源**　十字花科植物蔊菜 *Rorippa indica*（L.）Hiern 的全草。

►**形态**　一年生或二年生直立草本，全株无毛或有疏毛。单叶互生，基生叶和茎下部叶有长柄，通常羽状分裂，长4～10 cm，宽1.5～2.5 cm，顶端裂片最大，卵状披针形，边缘有锯齿，侧生裂片1～5对，较小；茎上部叶片宽披针形，边缘有疏齿，有短柄或基部耳状抱茎。花黄色；总状花序顶生或侧生；萼片4片；花瓣4片，呈“十”字

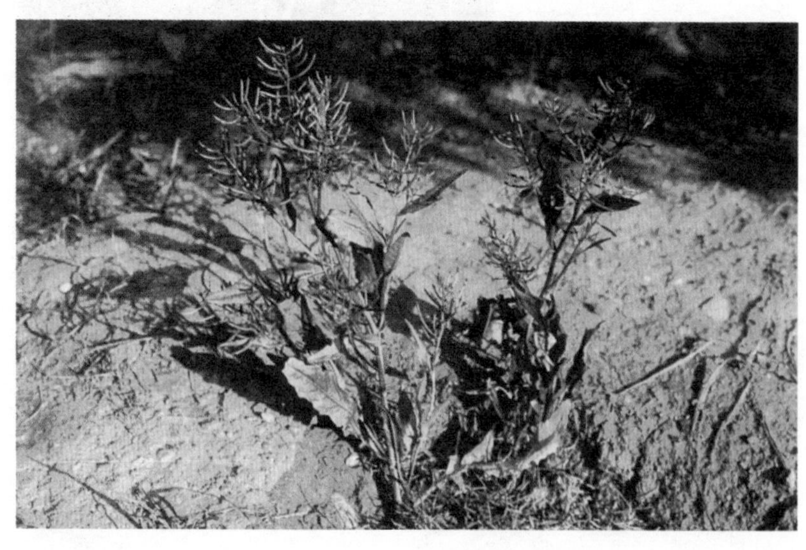

形排列；雄蕊6枚。长角果线状圆柱形，长1～2 cm，宽约1.5 cm。种子每室2行，多数，扁卵圆形，细小。花期4～6月，果期6～8月。

▶**生境分布** 生于潮湿的田边、路边、沟边、园边、屋边墙脚处。分布于我国陕西、江苏、浙江、江西、安徽、福建、台湾、湖北、湖南、广东、广西、海南、四川、贵州、云南等省（区）；印度、菲律宾、印度尼西亚、朝鲜、日本等地也有分布。

▶**采收加工** 夏、秋季采收，除去杂质，晒干。用时洗净，切段。

▶**性味功效** 淡、微辛，凉。清热利尿，凉血解毒。

▶**用量** 15～30 g。

▶**验方** 1. 肝炎：蔊菜30 g，茵陈蒿60 g，大枣10枚。水煎冲蜜糖适量服。

2. 急性黄疸型肝炎：①蔊菜、地耳草各30 g。水煎服。②蔊菜、溪黄草各30 g，虎杖根10 g。水煎服。③蔊菜、三叶香茶菜、车前草各30 g。水煎服。

豨莶草

▶**来源** 菊科植物豨莶 *Siegesbeckia orientalis* L. 的地上部分。

▶**形态** 一年生直立草本。茎有短柔毛，上部分枝常成复二歧状。单叶互生；中部叶片三角状卵形或卵状披针形，长4～10 cm，宽1.5～6.5 cm，边缘有不规则浅裂或粗齿，两面有短柔毛，下面有腺点。花黄色；头状花序直径1.5～2 cm，多数聚生于枝端，排成圆锥花序；花梗密生短柔毛；总苞片2层，外层苞片5～6枚，腺状匙形或匙形，开展，长约1 cm，宽约1 mm，内层苞片卵状长圆形，长约5 mm，宽约2 mm；花冠管状，5裂；雄蕊5枚，花药合生。瘦果倒卵圆形，有四棱，顶端无冠毛。花期4～9月，果期6～11月。

▶**生境分布** 生于村边、路边荒草地、山脚、山坡林边、田野、沟边、灌木丛中。分布于我国陕西、甘肃、江苏、浙江、江西、安徽、福建、台湾、湖北、湖南、广东、广西、海南、四川、贵州、云南等省（区）；东南亚及北美、欧洲、俄罗斯、日本、朝鲜等地也有分布。

▶**采收加工** 夏、秋季采收，除净杂质，切段晒干。用时洗净。

▶**性味功效** 辛、苦，寒；有小毒。清热平肝，解毒。

▶**用量** 10～15 g。

▶**验方** 急性黄疸型肝炎：①豨莶草15 g，栀子10 g，生锈铁钉10 g。水煎服，每日2剂。②豨莶草15 g，鬼针草10 g，栀子3 g，生锈铁钉2枚。水煎服。③豨莶草30 g，广金钱草、车前草各15 g，栀子10 g。水煎服。④豨莶草、广金钱草各60 g，白茅根30 g。水煎服。⑤豨莶草30 g，广金钱草15 g，栀子10 g。水煎服。⑥豨莶草、地耳草各60 g，一点红30 g，车前草、广金钱草各15 g。水煎服。⑦豨莶草、鬼针草、广金钱草、小蜡树叶各30 g，车前草20 g，功劳木10 g，地耳草、赛葵、白背叶根各15 g，甘草5 g。水煎服。

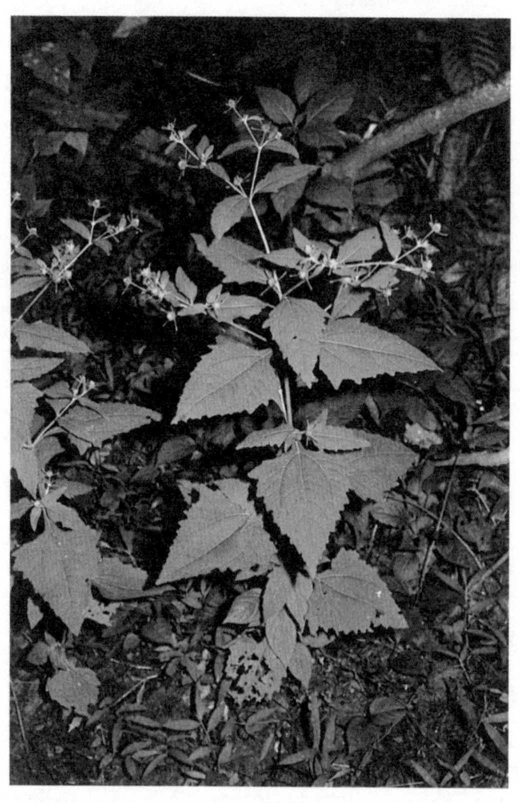

算盘子根

►**来源** 大戟科植物算盘子 *Glochidion puberum*（L.）Hutch. 的根。

►**形态** 落叶灌木。根粗壮，表面灰棕色或淡棕褐色。嫩枝密生短柔毛。单叶互生；叶片长圆形或卵状长圆形，长3~8 cm，宽1~2.5 cm，上面仅中脉有短柔毛或近无毛，下面粉绿色，有短柔毛，边缘全缘；叶柄长约3 mm；托叶三角形。花淡绿色；雌雄同株或异株；2~5朵簇生于叶腋；雄花萼片6片，狭长圆形，长2.5~3.5 mm，内面无毛；花瓣缺；雄蕊3枚；雌花萼片6片，形状大小与雄花萼片同；花柱3枚，合生成环状，长宽与子房近相等。蒴果扁球形，直径8~15 mm，边缘有8~10条纵沟，成熟时红色，顶端有宿存的环状花柱。花期4~8月，果期7~11月。

►**生境分布** 生于酸性土壤的山坡、路边、溪边灌木丛中、村

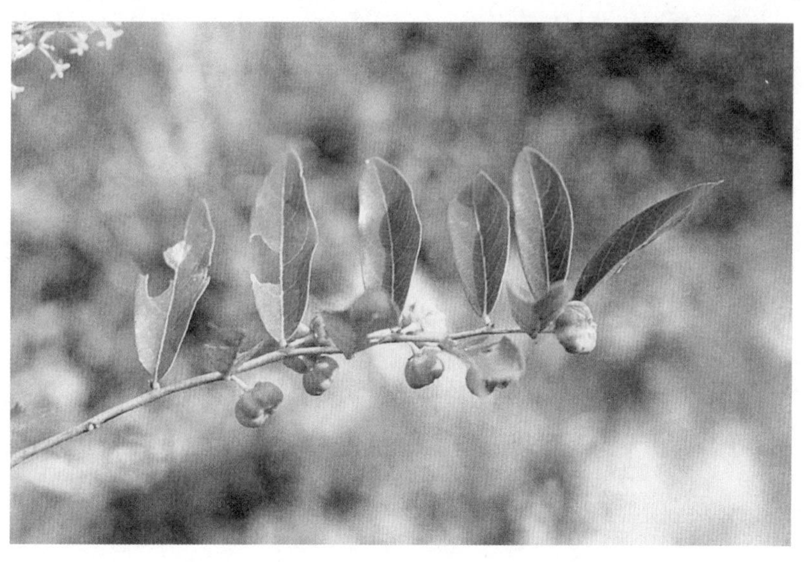

边、山脚。分布于我国陕西、甘肃、河南、江苏、浙江、江西、安徽、福建、台湾、湖北、湖南、广东、广西、海南、四川、贵州、云南、西藏等省（区）。

▶**采收加工** 秋季采收，洗净，趁鲜切片，晒干。用时洗净，切碎。

▶**性味功效** 微苦、涩，凉；有小毒。清热利湿，活血解毒。

▶**用量** 15～30 g。

▶**禁忌** 孕妇忌服。

▶**验方** 1. 黄疸：①算盘子根60 g，大米30 g。共炒至焦黄，水煎服。②算盘子根、虎刺根（茜草科）各30 g，瘦肉120 g。水炖，喝汤食肉，白糖为引。

2. 急性黄疸型肝炎：算盘子根30 g，溪黄草、地耳草、马蹄金各25 g。水煎服。

赛　葵

▶**来源** 锦葵科植物赛葵 *Malvastrum coromandelianum*（L.）Garcke 的全草。

▶**形态** 多年生直立草本，高30～70 cm。嫩枝有星状粗毛。单叶互生；叶片卵状披针形或长圆形，长2～6 cm，宽1～2 cm，边缘有不规则锯齿，两面有贴伏长毛；托叶长披针形，长约5 mm。花黄色，单朵生于叶腋或数朵排成总状花序；小苞片3片，线形；花萼5裂；花瓣5片；雄蕊多数，花丝合生成管，仅顶部有花药；花柱枝与心皮数相等。果扁球形，直径约6 mm，果成熟时每个心皮形成1个分果片，分果片8～12个，肾形，不开裂，两侧压扁，上半部有粗毛，近顶部有1条刺，背上有短刺2条，每个分果片有种子1粒。花、果期几乎全年。

▶**生境分布** 生于村边、路边、沟边、空旷草地上。分布于我国福建、台湾、广东、广西、海南、云南等省（区）；世界热带地区也有分布。

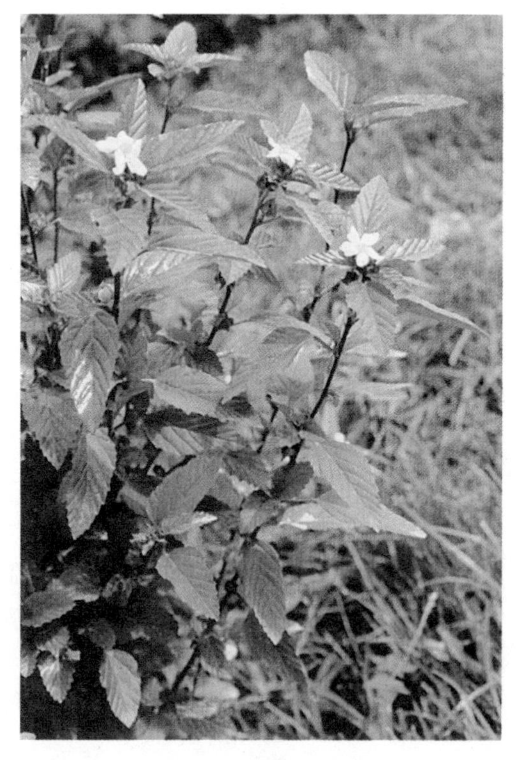

▶**采收加工** 全年可采收，洗净，晒干。用时洗净，切短段。

▶**性味功效** 微甘，凉。清热利湿，祛瘀消肿。

▶**用量** 30～60 g。

▶**验方** 急性黄疸肝炎：①赛葵60 g。水煎服。②赛葵、功劳木、雀梅藤根各30 g。水煎服。③赛葵、葫芦茶、栀子、溪黄草、地耳草各15 g。水煎服。黄疸消退慢者加功劳木15 g。④赛葵、地耳草、白背叶根各15 g，豨莶草、鬼针草、广金钱草、小蜡树枝叶各20 g，功劳木10 g，车前草30 g。水煎调糖服。

翠 云 草

▶**来源** 卷柏科植物翠云草 *Selaginella uncinata*（Desv.）Spring 的全草。

▶**形态** 多年生草本。茎圆柱形，细软，伏地蔓生，有棱，上部枝，分枝处常生不定根，侧枝疏，多回分叉，小枝无毛。嫩叶呈蓝绿色或碧绿色，在主茎上疏生，斜长圆状椭圆形，长3～5 mm，2.5 mm，先端急尖，边缘全缘；在侧枝上的侧生叶密生，较小，中叶

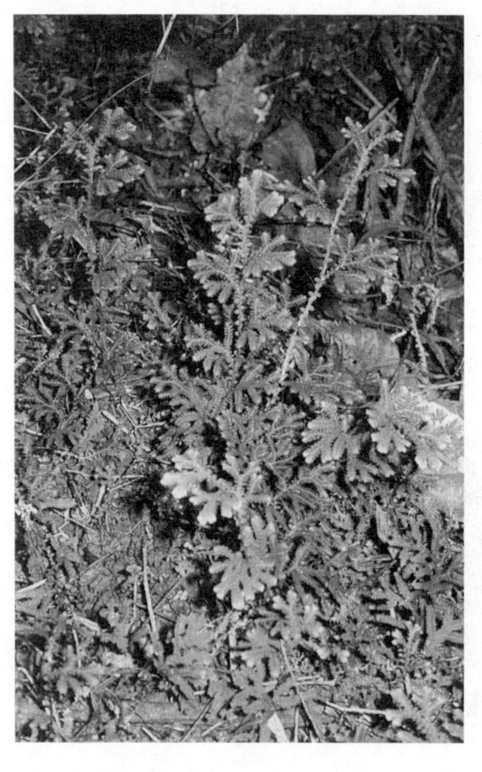

（腹叶）2行，斜卵圆状长圆形，长约1.5 mm，宽约1 mm，先端渐尖，边缘全缘。孢子囊穗单生于小枝顶端，长1～2 cm；孢子叶卵圆三角形，渐尖，边缘全缘，孢子囊卵形。孢子期夏、秋季。

▶**生境分布**　生于阴湿石灰岩上。分布于我国浙江、江苏、江西、安徽、福建、台湾、湖北、湖南、广东、广西、海南、贵州、四川、云南等省（区）；越南等地也有分布。

▶**采收加工**　全年可采收，除去杂质，晒干。用时洗净，切段。

▶**性味功效**　甘、淡，凉。清热利湿，利尿逐水。

▶**用量**　15～30 g。

▶**验方**　1. 湿热黄疸：①鲜翠云草60 g。水煎调冰糖服。②翠云草30 g，大半边莲（粗喙秋海棠或裂叶秋海棠）10 g，水煎服。

2. 黄疸型肝炎：①翠云草、溪黄草、鸡骨草各30 g。水煎服。②翠云草30 g，鸡眼草、马兰草各15 g，酢浆草10 g。水煎服。便秘加大黄或虎杖根10 g；转氨酶下降慢加垂盆草30 g或五味子10 g。③翠云草50 g。水煎服。

墨旱莲（黑墨草）

►**来源** 菊科植物鳢肠 *Eclipta prostrata*（L.）L. 的全草。

►**形态** 一年生草本。茎直立、斜升或平卧地面，有贴生糙毛，折断面逐渐变黑色。单叶对生；叶片长圆状披针形或披针形，长3～5 cm，宽0.5～2 cm，边缘有锯齿或波状，两面密生硬糙毛，无柄或有极短柄，揉烂时液汁变黑色。花白色；头状花序近球形，直径6～8 mm，顶生或腋生；总苞片长圆形，背面及边缘有短毛；边缘为舌状花，约2层，舌片小，白色，长2～3 mm；中央为管状花，顶端4裂；雄蕊5枚，花药合生。瘦果扁椭圆形，无毛，有小瘤状突起，顶端无冠毛，或有2短芒。花期6～9月，果期8～11月。

►**生境分布** 生于湿润的沟边、路边、草地、田边、河边、搁荒田间、园边、屋旁。分布于我国各省（区）；世界热带及亚热带地区也有分布。

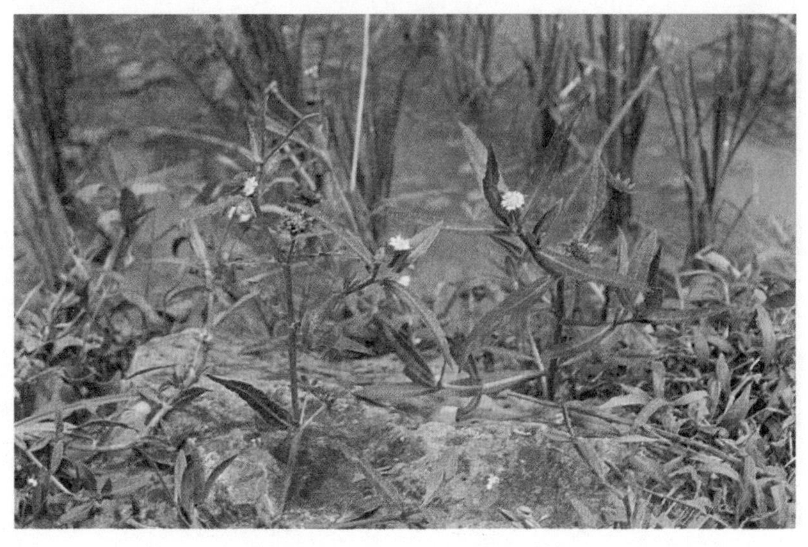

▶**采收加工**　夏、秋季采收，除去杂质，晒干。用时洗净，切段。

▶**性味功效**　甘、酸，寒。凉血止血，补益肝肾。

▶**用量**　6～15 g。

▶**验方**　1. 黄疸型肝炎：①墨旱莲、虎杖根、车前草各30 g。水煎服。②墨旱莲、栀子根、萱草根各30 g。水煎服。③墨旱莲15 g，鸡骨草、葫芦茶各30 g，地耳草25 g，香附、甘草各8 g。水煎服。

2. 无黄疸型肝炎：①墨旱莲30 g，虎杖根、一点红各15 g。水煎服。②墨旱莲、马鞭草、鱼腥草各30 g。水煎冲白糖服。

鹰不扑

▶**来源**　五加科植物黄毛楤木 *Aralia decaisneana* Hance 的根或根皮。

▶**形态**　落叶灌木或小乔木。根粗壮，圆柱状，表面土黄色或灰黄色，断面灰白色。嫩枝密生黄棕色绒毛，有刺，刺短而直。二回单数羽状复叶互生，长达1.2 m；末回小叶片卵形或长圆状卵形，长7～14 cm，宽4～10 cm，边缘有细锯齿，两面密生黄棕色绒毛，下面毛

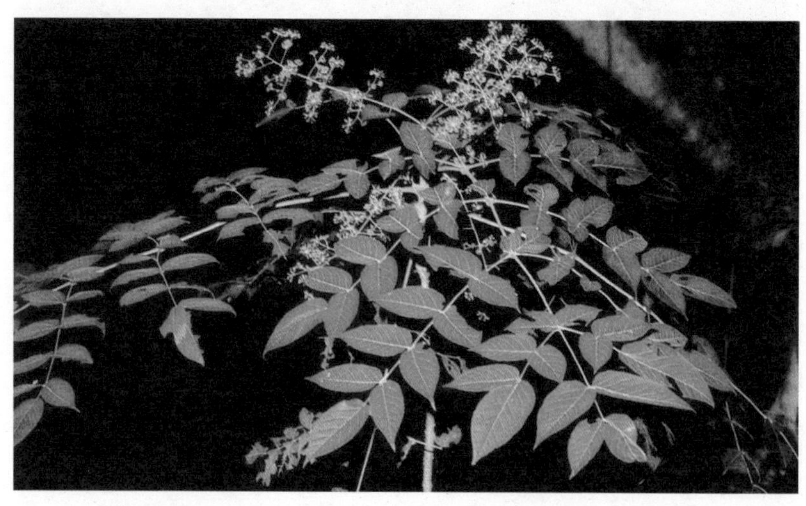

更密，侧生小叶近无柄，顶生小叶柄长达5 cm；叶轴和叶柄有细刺和黄棕色绒毛；托叶和叶柄基部合生。花黄白色或淡绿白色；伞形花序有花30～50朵，组成圆锥花序，密生绒毛和细刺；苞片长8～15 mm；花萼筒无毛，5齿裂；花瓣5片；雄蕊5枚。果实球形，有5棱，直径约4 mm，成熟时黑色。花、果期10月至次年2月。

▶**生境分布** 生于向阳的山坡、疏林中、林边、沟边。分布于我国江西、福建、台湾、广东、广西、海南、云南、贵州等省（区）。

▶**采收加工** 全年可采收，洗净，趁鲜切片，晒干。用时洗净，切碎。

▶**性味功效** 苦，平。散瘀消肿，健胃止痛，祛风利湿。

▶**用量** 10～15 g。

▶**禁忌** 孕妇忌服。

▶**验方** 1. 急性黄疸肝炎：①鹰不扑30 g。水煎服。②鹰不扑、茵陈蒿、栀子各15 g。水煎服。

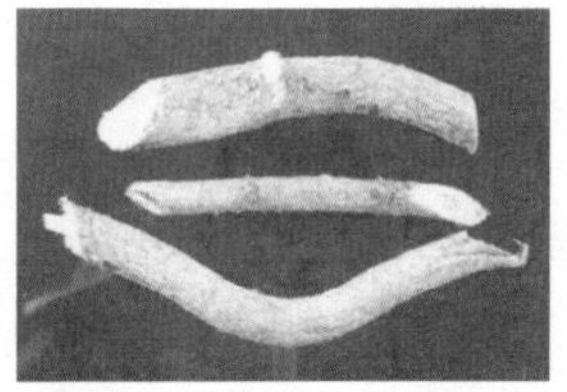

2. 肝硬化腹水：①鹰不扑、瘦猪肉各120 g。水炖，喝汤食肉。②鹰不扑、半边莲各30 g，鸡蛋2～3个。煮服。